Deptee Warikoo
Bharat Malhotra
Diksha Bhatt

Exercícios de Pilates

Deptee Warikoo
Bharat Malhotra
Diksha Bhatt

Exercícios de Pilates

Conceitos e papel na reabilitação

Imprint

Any brand names and product names mentioned in this book are subject to trademark, brand or patent protection and are trademarks or registered trademarks of their respective holders. The use of brand names, product names, common names, trade names, product descriptions etc. even without a particular marking in this work is in no way to be construed to mean that such names may be regarded as unrestricted in respect of trademark and brand protection legislation and could thus be used by anyone.

Cover image: www.ingimage.com

This book is a translation from the original published under ISBN 978-620-7-64032-4.

Publisher:
Sciencia Scripts
is a trademark of
Dodo Books Indian Ocean Ltd. and OmniScriptum S.R.L publishing group

120 High Road, East Finchley, London, N2 9ED, United Kingdom
Str. Armeneasca 28/1, office 1, Chisinau MD-2012, Republic of Moldova, Europe
Printed at: see last page
ISBN: 978-620-7-67130-4

DEDICAÇÃO

Dedicado a

Os meus pais e os meus professores

Que nunca deu um passo atrás para me ajudar

& para Joseph H. Pilates,

O criador deste maravilhoso método de exercício.

ÍNDICE DE CONTEÚDOS

CAPÍTULO 1

INTRODUÇÃO

A aptidão física é o primeiro requisito da felicidade. A nossa interpretação de aptidão física é a obtenção e manutenção de um corpo uniformemente desenvolvido, com uma mente sã, plenamente capaz de desempenhar de forma natural, fácil e satisfatória as nossas variadas tarefas, com entusiasmo e prazer espontâneos.[1] Para alcançar as mais altas realizações dentro do âmbito das nossas capacidades em todos os sectores da vida, devemos esforçar-nos constantemente por adquirir corpos fortes e saudáveis e desenvolver as nossas mentes até ao limite das nossas capacidades. Neste contexto, Joseph H. Pilates, no ano de 1920, desenvolveu um programa abrangente conhecido como método Pilates.[3, 9] Joseph Pilates tinha muitas ideias sobre as maravilhas do corpo humano. Ele explicou: "Nem mesmo o gato mais preguiçoso está fora de forma. Eles esticam e tensionam os seus corpos, mudam de posição frequentemente e depois voltam a descansar, mas mantêm-se em sintonia." Os animais têm uma graça e uma naturalidade que é mais do que apenas força muscular ou velocidade.[26] Propôs esta técnica designada por treino Pilates.

O treino de Pilates é uma forma popular e em rápido crescimento de exercício mente-corpo em que o foco está no movimento controlado, na postura e na respiração.[3,9] Nesta modalidade, procuram-se componentes de fitness de força muscular, resistência, flexibilidade e resistência cardio-respiratória.[2] Originalmente chamado de "CONTROLOGIA", Pilates é uma abordagem de exercício que se baseia em teorias orientais de interação corpo-mente combinadas com teorias ocidentais de biomecânica, aprendizagem motora e estabilidade do núcleo.[24] Joseph Pilates afirmava que, ao despertar milhares e milhares de células musculares adormecidas, a Contrologia desperta, de forma correspondente, milhares e milhares de células cerebrais adormecidas, activando assim novas áreas e estimulando ainda mais o funcionamento da mente.[23] Trata-se de uma série de exercícios de flexibilidade e resistência muscular de baixo impacto. Estes exercícios são de natureza tridimensional, incorporando contracções musculares concêntricas e excêntricas através dos planos de movimento sagital, frontal e transversal. [4]

O Pilates trabalha a partir dos músculos mais profundos do corpo em direção aos grupos musculares exteriores. Este método ajuda-o a desenvolver um controlo que é útil para executar uma série de movimentos - desde os mais simples, como subir um lance de escadas, até aos mais complexos, como levantar uma carga incómoda de uma posição difícil - sem esforçar as costas, os ombros ou outros músculos.[23] As articulações e os músculos trabalham em conjunto para criar movimento.[23] Durante a sessão de exercícios de Pilates, o esforço mental centra-se na ativação de músculos específicos numa sequência funcional a velocidades controladas, dando ênfase à qualidade, precisão e controlo do movimento.[24] É um programa de exercícios que trabalha no fortalecimento dos músculos centrais que afectam a postura e fornecem apoio e força à coluna vertebral.[26,31] Também ensina a consciência corporal, a boa postura e movimentos fáceis e graciosos. O Pilates melhora a flexibilidade, a agilidade e a economia de movimentos.[31] As exigências neuromusculares do Pilates tradicional são bastante elevadas, pelo que é necessário modificá-lo para aplicação na intervenção fisioterapêutica, que se baseia no conceito de estabilidade local e global do fuso.[10]

Inicialmente, o método Pilates era conhecido e apreciado sobretudo no seio de um círculo de bailarinos, actores e coreógrafos profissionais.[9, 11] Hoje em dia, a terminologia Pilates foi adoptada pelo próprio mundo do fitness que a ignorou e até ridicularizou durante anos.[26] Nos últimos anos, ganhou popularidade na medicina desportiva, no fitness e na fisioterapia.[11] Nas últimas duas décadas, os exercícios de Pilates introduziram novos conhecimentos na indústria do fitness e nos métodos de reabilitação da zona lombar. O estilo de Pilates atual, a abordagem de repertório e a abordagem moderna têm efeitos diferentes.[12] São apresentados os conceitos básicos, como a respiração e o posicionamento pélvico e da coluna vertebral para a estabilidade, juntamente com o controlo motor para a integração da mobilidade.[13]

Inicialmente, muitos dos exercícios de Pilates eram realizados em máquinas especiais mas, mais recentemente, os exercícios em tapete estão a ser utilizados com o mesmo efeito.[5] Michael R. et al.[6] provaram, com a ajuda da EMG, o efeito de exercícios seleccionados de Pilates em tapete nos abdominais superficiais e concluíram que o Pilates parece recrutar os abdominais superficiais a um nível que é suficiente para o condicionamento. No mesmo contexto, Sekendiz et al.[7] concluíram que existia um efeito positivo dos exercícios modernos de Pilates em tapete na força muscular abdominal e lombar. Rydeard et al.[10] concluíram que a abordagem baseada em Pilates modificado foi mais eficaz do que os cuidados habituais em doentes com dor lombar crónica. Keays et al[24] descobriram que, em mulheres tratadas cirurgicamente de cancro da mama, os exercícios de Pilates parecem ter um efeito modesto na melhoria da abdução e rotação externa do ombro. Para além disso, o Pilates tem sido utilizado, tanto em ambulatório como em hospitais de agudos. Também tem sido eficaz isoladamente e em combinação com a manipulação. Também se provou que proporciona um treino mais eficaz do que os equipamentos comerciais de levantamento de pesos.[14] O Pilates também foi considerado viável para o treino de resistência em idosos hospitalizados que se encontravam efetivamente doentes.[8] Não só em adultos, mas também em mulheres grávidas, o efeito do Pilates foi notório. A predominância feminina no Pilates foi também comprovada por Jago R et.al.[15] que concluiu que o Pilates é uma grande promessa como meio de reduzir a obesidade nas mulheres. O efeito do Pilates na síndrome da fibromialgia foi também considerado eficaz nas mulheres.[16] Kaesler et al[17] descreveram que as técnicas de Pilates melhoram a consciência postural com um grande enfoque na facilitação de movimentos e reeducação.

Algumas partes dos métodos de Pilates são também aplicadas na medicina desportiva. Podem ser complementares aos métodos de treino tradicionais, por exemplo, podem melhorar as capacidades de salto dos ginastas e podem ser utilizados na terapia de traumas dos pés, joelhos e coluna vertebral dos bailarinos.[11]

A abordagem do público à saúde e à boa forma física está em constante mudança. Atualmente, as pessoas estão cada vez mais em sintonia com o seu corpo e querem um método de exercício abrangente que satisfaça as suas diferentes necessidades. Quer o seu desejo seja esculpir um físico tonificado, prevenir lesões no seu desporto, aumentar a força e a flexibilidade em geral, aliviar o stress diário e a tensão muscular, ou voltar à forma depois das férias - o Pilates é o exercício ideal para si.[35] O que torna o Pilates perfeito para os habitantes ocupados da cidade com pouco tempo para fazer exercício é a sua ênfase na qualidade em vez da quantidade. Uma vez que cada movimento é rigorosamente controlado, não são necessárias várias repetições para trabalhar os músculos de forma exaustiva.[25] Os exercícios de Pilates podem ser considerados seguros, porque os movimentos suaves em dinâmicas moderadas, com preservação da estabilidade articular, minimizam o risco de lesões.[11]

O Pilates está em todo o lado! De celebridades a atletas de alto nível, alguém está a experimentar esta forma eficaz de exercício.[35] A lenda do golfe Tiger Woods diz que o Pilates é a sua arma secreta. O jogador de críquete indiano "The Wall" Rahul Dravid pratica Pilates em Bangalore, o que o ajuda a concentrar-se e a proporcionar-lhe a estabilidade necessária para jogar alguns dos longos turnos que deu ao críquete. Sachin Tendulkar praticou Pilates como parte da sua sessão de reabilitação quando estava a recuperar de uma lesão no ombro. A lenda do ténis Martina Navratilova pratica Pilates há anos, o que a manteve em forma e forte. David Beckham foi apresentado ao Pilates quando estava emprestado ao AC Milan. A estrela inglesa diz que está na sua melhor forma desde há anos devido a uma rotina diária de uma hora de Pilates.[36]

Com os exercícios de Pilates, os resultados podem não ser imediatos, mas, a longo prazo, os benefícios são evidentes. Além disso, quando se deixa de praticar o método durante algum tempo, os resultados mantêm-se. E se recomeçar, mesmo depois de dois anos de pausa, vai sentir-se como se tivesse parado ontem.[23] Como foi descrito no texto anterior, o Pilates é uma técnica altamente útil, pelo que foi necessário reunir o máximo de literatura possível sobre a mesma, para que os leitores possam beneficiar deste projeto.

CAPÍTULO 2

BIOGRAFIA

Joseph Hubertus Pilates nasceu na Alemanha, perto de Dusseldorf.[11, 18] Durante a sua infância, sofreu de várias doenças, incluindo asma, raquitismo e febre reumática.[4,11,18] Apesar disso, graças à sua ambição e perseverança, atingiu, na adolescência, um elevado nível de agilidade física.[11]

Dedicou o início da sua vida adulta à busca da superação das imperfeições físicas.[4, 19] Estudou ioga, artes marciais, meditação zen e exercícios gregos e romanos[11, 18, 19] e praticou muitos desportos como esqui, natação, mergulho, boxe e karaté, etc.[4, 11, 18] Em jovem, foi artista de circo[18] e treinador de defesa pessoal com os detectives da Scotland Yard.[11, 18] Foi provavelmente a primeira pessoa a compreender a importância do controlo muscular.[5]

Desenvolveu este método abrangente no início dos anos 20 do século passado.[8] Desenvolveu o seu próprio sistema de exercícios que combinava as filosofias oriental e ocidental, a que chamou "CONTROLOGIA".[18]

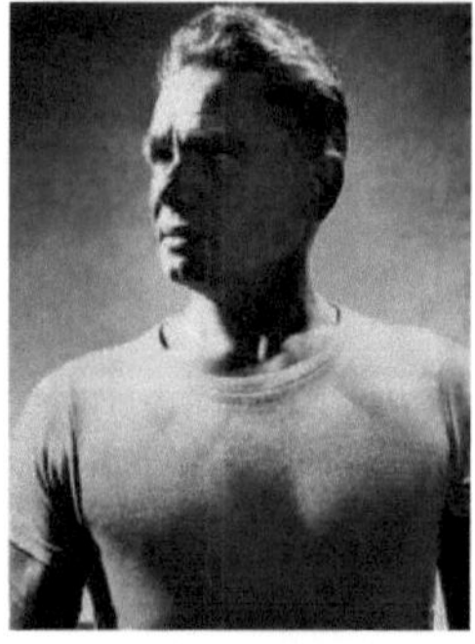

Fig. 2.1: Joseph H. Pilates

Após a eclosão da Primeira Guerra Mundial, foi internado como cidadão alemão num campo de concentração, onde continuou a aprofundar os seus conhecimentos sobre o desenvolvimento físico do corpo e a trabalhar como enfermeiro, utilizando-os para a reabilitação dos doentes do hospital de campanha.[11] Durante este período, começou a utilizar molas de colchões para ajudar os doentes acamados a fazer exercício. Fixou as molas aos postes da cama, o que permitiu aos internos exercitarem-se contra a resistência ou com assistência, conforme necessário.[18] Estas experiências resultaram na construção de instrumentos clássicos como o Universal Reformer e o Cadillac, etc.[11] Mais tarde, inventou muitas outras peças durante a sua vida, incluindo cadeiras que funcionavam como máquinas de exercício, ou seja, cadeiras Wunda, camas em V, Barrel, corretor de coluna, etc.[18] Depois da guerra, a gripe espanhola eclodiu, mas nem um único companheiro do campo morreu durante a pandemia. Joseph Pilates atribuiu este facto ao seu treino de corpo e mente.[11, 18] Quando se recusou a treinar soldados alemães, foi forçado a partir para os EUA.[11] Assim, em 1926, mudou-se para os EUA, acompanhando Max Schmelling, um pugilista, que tinha estado a treinar.[18]

Durante a sua viagem, conheceu uma enfermeira, Clara, que mais tarde se tornou sua mulher.[11] Abriram um estúdio de fitness em Nova Iorque[11,], financiado pelo empresário de Max Schmelling.[18] O estúdio de Pilates situava-se perto do estúdio de ballet de Nova Iorque.[11,18]

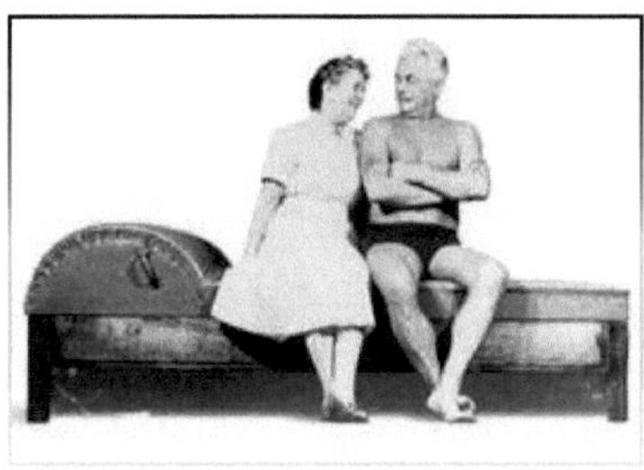

Fig.2.2: J.H. Pilates com a esposa Clara

O seu estúdio de Nova Iorque ganhou popularidade entre bailarinos e artistas[4] e os bailarinos lesionados foram os seus primeiros clientes[11], o seu método beneficiou os bailarinos ao melhorar a sua condição física e o seu desempenho.[18]

Ele disse: "Estou cinquenta anos à frente do meu tempo". As palavras que proferiu no final da sua vida são significativas. "Agora sei que não me posso enganar. O país inteiro, o mundo inteiro devia fazer os meus exercícios. Nessa altura, as pessoas serão mais felizes." Morreu aos 87 anos de idade.[11, 1]

CAPÍTULO 3

POSTURA

A postura é a atitude assumida pelo corpo, quer com apoio durante a inatividade muscular, quer através da ação coordenada de muitos músculos que trabalham para manter a estabilidade ou para formar uma base essencial que está constantemente a ser adaptada ao movimento que lhe é sobreposto.[27] A postura, que é a disposição relativa do corpo num determinado movimento, é uma combinação das posições das diferentes articulações do corpo nesse momento.[28]

O equilíbrio postural é a capacidade de manter o corpo em equilíbrio ou de controlar a posição do corpo no espaço para estabilidade e orientação. A orientação postural é a capacidade de manter uma relação de alinhamento normal entre os vários segmentos do corpo e entre o corpo e o ambiente.[30] A postura adaptada do corpo depende do tipo de corpo:

TIPOS DE CORPOS

Existem três tipos básicos de corpos humanos. [23, 29]

1) <u>Endomorfo</u>: tem uma constituição corporal pesada ou gorda, caracterizada pela proeminência relativa de estruturas desenvolvidas a partir da endoderme embrionária.[29] São geralmente maiores do que a média, com um abdómen grande e macio e ombros altos.[23]

2) <u>Ectomorfo</u>: é uma pessoa que tem esta constituição corporal caracterizada por uma proeminência de estruturas desenvolvidas a partir do ectoderma embrionário. [29]

Têm músculos e ossos pequenos, com ombros desenvolvidos.[23]

3) <u>Mesomorfo</u>: tem um corpo musculado ou robusto, caracterizado pela proeminência relativa de estruturas desenvolvidas pelo mesoderma embrionário.[29]

A pessoa média situa-se entre o ectomorfo e o mesomorfo

A postura pode ser dividida em postura ativa e postura inativa:

Postura inativa

São atitudes adoptadas para descansar ou dormir e são mais adequadas para este fim quando toda a atividade muscular essencial necessária para manter a vida é reduzida ao mínimo.[27]

Postura ativa

- Postura estática: Ou equilíbrio, equilíbrio estático, é a capacidade de manter a estabilidade e a orientação com o centro de massa (COM) sobre a base de apoio (BOS) com o corpo em repouso.[30] Um padrão constante de postura é mantido pela interação de grupos de músculos, que trabalham mais ou menos estaticamente para estabilizar as articulações e em oposição à gravidade nas outras faces. Nas posturas erectas, apresentam um estado de equilíbrio.[27] Na postura estática, o corpo e os seus segmentos são alinhados e mantidos em determinadas posições. Por exemplo, em pé, sentado, deitado, etc. [28]

- Postura dinâmica: Ou equilíbrio dinâmico, o equilíbrio dinâmico é a capacidade de manter a estabilidade e a orientação com o centro de massa sobre a base de apoio enquanto as partes do corpo estão em movimento. [30] Este tipo de postura ativa é necessário para formar uma base eficiente para o movimento. O padrão de postura é constantemente modificado e ajustado para satisfazer as circunstâncias variáveis que surgem como resultado do movimento.[27] A postura dinâmica refere-se a posturas em que os segmentos do corpo estão em movimento, por exemplo, andar, correr, saltar.[28]

O PADRÃO DE POSTURA

<u>Boa postura</u>: Diz-se que a postura é boa quando cumpre o objetivo para o qual é utilizada com o máximo de eficiência e o mínimo de esforço.[27] é a posição em que se aplica o mínimo de tensão a cada articulação. A postura erecta é a postura normal do ser humano.[29] A alegria, a felicidade e a confiança são estimulantes e reflectidas por uma postura alerta em que predominam as posições de extensão. A ligação entre as atitudes MENTAIS e FÍSICAS foi sempre reconhecida e utilizada na dança. [27] Uma boa postura só pode ser adquirida com sucesso quando todo o mecanismo do corpo está sob perfeito controlo. [1]

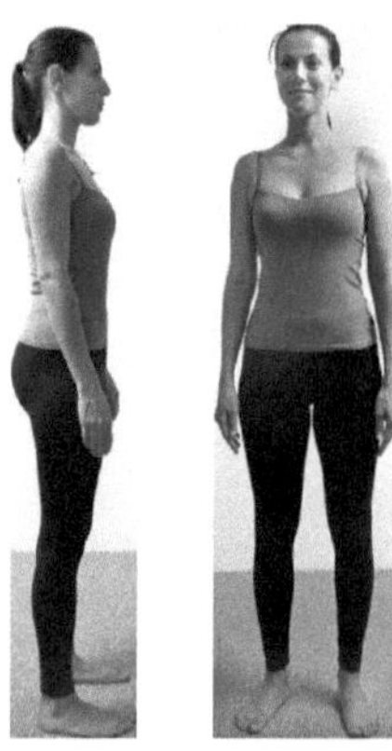

Fig.3.1: Postura correcta

<u>Má postura</u>: A postura é má quando é insuficiente, ou seja, quando não serve o objetivo para o qual foi concebida, ou se for utilizado um esforço muscular desnecessário para a manter.[27] Qualquer posição estática que aumente a tensão nas articulações é uma má

postura.[29] O alinhamento incorreto dos segmentos do corpo em posições erectas pode levar à necessidade de aumentar o trabalho muscular para manter o equilíbrio.[27]

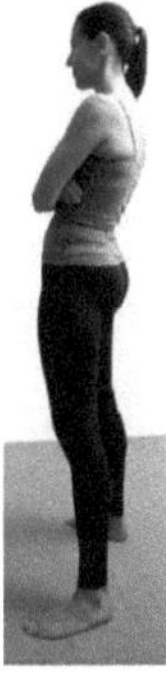

Fig.3.2: Má postura

Avaliação postural

A postura correcta pode ser determinada por meios visuais ou por medição real.[23] O alinhamento postural normal em pé pode ser examinado observando o alinhamento do esqueleto com um fio de prumo. É possível efetuar uma análise mais sofisticada utilizando sistemas de análise do movimento com sinais emissores de luz, fotografia e EMG. [30]

A postura estática em pé é examinada posicionando a pessoa com os pés afastados, à largura normal da postura.[30]

Do ponto de vista lateral, o fio de prumo deve passar do topo do crânio pelo centro de todo o corpo até ao chão. Deve passar pelo centro de gravidade. Deve alinhar-se com o lóbulo da orelha, com o centro da ponta do ombro, com a articulação da anca, atrás da rótula e a meio caminho entre o calcanhar e o arco do pé.[23] Esta linha é a linha lateral de referência que divide o corpo nas metades anterior e posterior.[29] O

17

lóbulo da orelha deve situar-se na ponta do ombro. Cada segmento da coluna vertebral tem uma curva normal. Os ombros podem ser vistos em alinhamento incorreto (ou seja, as omoplatas não estão protegidas). O tórax, os abdutores e os músculos das costas têm um tónus adequado. O ângulo pélvico é normal (30°). Os joelhos estão direitos ou flectidos (0-5°).[29]

Quando vistos de frente ou de costas, os pés estão posicionados equidistantes do fio de prumo.[30] O fio de prumo deve passar pelo centro do crânio, seguindo a linha da coluna vertebral e das ancas (entre as bochechas das nádegas) até ao chão. Os membros inferiores devem estar equidistantes de cada lado da linha ou os joelhos e a bacia devem estar alinhados diretamente abaixo das ancas. Os joelhos, a bacia e os ombros devem estar paralelos ao chão.[23]

A linha posterior de referência divide o corpo em metades direita e esquerda. Verificamos se os ombros estão nivelados, se a cabeça está na linha média. As omoplatas estão niveladas. A coluna vertebral está direita, os ângulos da cintura estão nivelados e os braços estão rodados de forma igual. As articulações dos joelhos estão niveladas. Os tendões de Aquiles descem diretamente para baixo. Os calcanhares estão inclinados para dentro.[2]

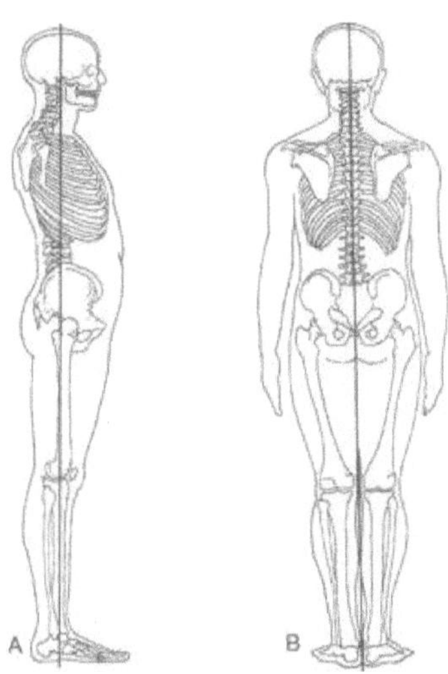

Fig.3.3: Avaliação postural

CAPÍTULO 4

OS PRINCÍPIOS DOS EXERCÍCIOS DE PILATES

Para compreender o método de Joseph Pilates, precisamos primeiro de aprender os princípios subjacentes à técnica.[23] O método Pilates mudou substancialmente ao longo das décadas, mas os seus princípios subjacentes permanecem os mesmos. Um deles é o facto de o Pilates ser, muito simplesmente, o exercício da pessoa que pensa.[20] Não é um sistema fatigante de exercícios monótonos, aborrecidos e detestados, repetidos diariamente "ad-nauseam". Também não exige a inscrição num ginásio nem a compra de aparelhos caros.[21] Ao contrário do tipo de exercício que envolve saltar ao som de música alta, onde a sua principal prioridade é manter o ritmo, em Pilates cada movimento é cuidadosamente controlado para obter o máximo efeito.[20] Em Pilates, a forma como os exercícios são executados é muito mais importante do que o número de repetições ou a quantidade de esforço aplicado aos movimentos. A qualidade é superior à quantidade.[23] pode usufruir de todos os benefícios da contrologia na sua própria casa.[21]

Os oito princípios dos exercícios de Pilates são: [5, 11, 18, 23]

1) Concentração

2) Controlo

3) Centragem

4) Fluxo

5) Precisão

6) Respiração

7) Relaxamento

8) Resistência

Estes princípios também se aplicam aos exercícios de reabilitação tradicionais e devem ser utilizados de forma consistente quando se trabalha com atletas, doentes, grávidas e clientes.[18] Estes princípios podem, à partida, parecer simples e lógicos nas suas partes individuais. Mas pode ser difícil lembrar-se de todos eles ao mesmo tempo, mesmo quando se está a realizar um exercício básico. Quando se inicia o programa, concentrar-se em dois princípios pode exigir algum esforço.[23] A execução correcta dos exercícios deste método requer a conformidade com estes princípios.[11]

1. Concentração

A concentração é fundamental nos exercícios de Pilates.[20] Pressupõe a máxima concentração na execução de um determinado exercício de forma correcta. Para tal, recorre-se à visualização do movimento, à imaginação de um movimento antes e durante a sua realização.[11] Isto requer que nos concentremos mentalmente na área específica do corpo que está a ser visada. A concentração, ao chamar a atenção para o segmento do corpo que está a ser trabalhado, melhora potencialmente o recrutamento neuromuscular, o que, em última análise, aumenta a qualidade do movimento.[18] Quando nos concentramos no nosso corpo, isso afasta a nossa mente de quaisquer preocupações ou ansiedades imediatas e é profundamente relaxante.[20] Quanto maior for a atenção prestada ao movimento, melhor será a qualidade do movimento produzido.[18] Concentre-se nos movimentos correctos de cada vez que se exercita, pois, se não os fizer de forma incorrecta, perderá todos os benefícios vitais do seu valor.[23]

2. Controlo

Os exercícios de Pilates ensinam o indivíduo a controlar o seu corpo em vez de o "atirar de um lado para o outro". Quando executados corretamente, os exercícios de Pilates exigem um controlo absoluto do corpo, de modo a diminuir as forças que conduzem a lesões.[18] O controlo é essencial na prevenção de lesões. Manter o controlo de cada movimento requer concentração, esforço e consciência do que o resto do corpo está a fazer ao mesmo tempo.[23] Durante o exercício, a mente controla a forma como são executados, para que não sejam prejudiciais.[11] Aumentam a ligação mente-corpo.[18] A repetição, a dedicação e a aplicação melhoram o grau de controlo e a perfeição do movimento.[23] Os exercícios são realizados enquanto se respira, se concentra e se alonga.[18] O controlo não significa necessariamente uma redução do desempenho. Inicialmente, à medida que se aprende a ganhar controlo durante a execução de um determinado movimento, o desempenho pode ficar comprometido. Mas quando tiver aperfeiçoado o movimento, o maior controlo permitir-lhe-á executá-lo mais rapidamente e ultrapassar os seus níveis de desempenho anteriores.[23]

3. <u>Centragem</u>

O Pilates baseia-se no princípio de que é desenvolvido um núcleo central e, em seguida, são introduzidos movimentos que desafiam a estabilidade deste núcleo.[7] O princípio da centralização refere-se ao conceito de que todos os movimentos do corpo humano emanam do centro ou núcleo[22] ou aquilo a que Joseph Pilates chamava a "casa de força" do corpo.[18, 22, 23] Ele acreditava que o controlo do núcleo era a essência de todo o movimento humano. Aprender a utilizar corretamente o "centro de força" melhorará a postura, estabilizará a coluna vertebral e melhorará a qualidade do movimento e pensa-se que conduzirá a um estômago mais esbelto e liso.[18] Um centro forte é importante para manter um bom controlo e equilíbrio no corpo como um todo. O centro é o ponto fulcral do corpo.[23]

Os músculos tradicionalmente associados ao core são:

Anteriormente: músculos abdominais, ou seja, transverso do abdómen, oblíquos internos e externos.[11, 18]

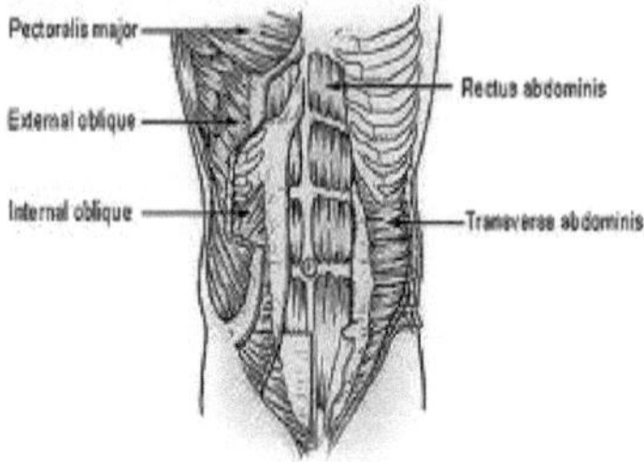

Fig.4.1: Músculos do núcleo anterior

Posteriormente: músculo multífido e transverso do leão, quadrado lombar, iliopsoas, eretor da espinha profundo. [11, 18]

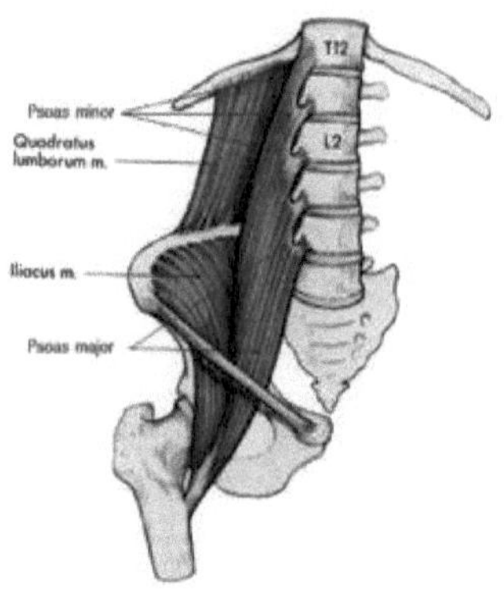

Fig.4.2: Músculos posteriores do core

Lado superior: diafragma.[11, 18]

Inferiormente: músculos do pavimento pélvico.[11, 18]

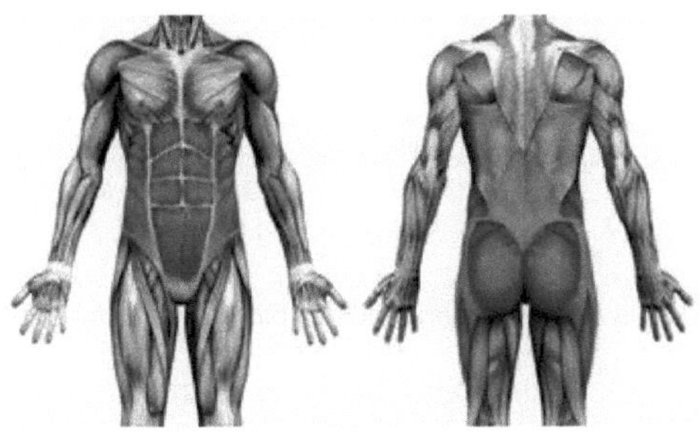

Fig.4.3: Os músculos centrais

Estes músculos, juntamente com o sistema facial do tronco (fáscia toracolombar e abdominal), proporcionam estabilidade à coluna vertebral no plano frontal, horizontal e sagital.[18] Em Pilates, procura-se a sua co-ativação através da tensão dos músculos transversos do abdómen, o que é praticamente possível seguindo a instrução: - puxar o umbigo em direção à coluna vertebral e tensionar o músculo do fundo pélvico.[11] (também designada por manobra de esvaziamento abdominal).[18] Esta manobra pode ser difícil de executar inicialmente.[11, 18] A atividade principal envolve a formação de uma forte estabilização do tronco, essencial para a realização de actividades motoras básicas, como estar de pé, sentado, caminhar, inclinar-se ou apanhar objectos.[11] Ao envolver e comprimir estes músculos durante os exercícios, não só tonifica os próprios músculos, como também alinha perfeitamente o corpo, melhorando a postura e protegendo o corpo de tensões e lesões.[20]

4. Fluxo

O ritmo de exercício no sistema Pilates é moderado.[11] Ao contrário de muitas formas de exercício, não se baseia em movimentos bruscos e bruscos.[20] Os exercícios são executados suavemente, sem quaisquer movimentos bruscos.[18] Os exercícios de

Pilates têm uma fluidez que pode assemelhar-se a uma aula de dança, uma vez que um exercício conduz ao seguinte.[18] Uma posição flui lenta e naturalmente para a seguinte. Movimenta-se ritmicamente, o seu ritmo é definido pela sua própria respiração, o que aquece os músculos e faz com que se alonguem em vez de se amontoarem e aumentarem de volume. O movimento lento também lhe dá tempo para tomar consciência de cada parte do seu corpo, de modo a executar todos os exercícios com precisão e de forma coordenada. Isto afecta positivamente a segurança durante o exercício, quando se trata de pessoas que sofreram lesões.[11] Quando os músculos estão em movimento contínuo e fluido, estão a ser tonificados. O controlo muscular consciente em todas as amplitudes de movimento ajudará a eliminar os movimentos rígidos e bruscos.[23]

5. Precisão

O exercício de Pilates tem a ver com qualidade e não com quantidade. Em vez de fazer um número específico de repetições, executa-se os exercícios tantas vezes quantas as que podem ser feitas corretamente. A precisão do Pilates exige um controlo absoluto do corpo.[18] A precisão dos movimentos conduz a movimentos mais graciosos.[23] Decida-se a realizar os seus exercícios de contrologia durante dez minutos sem falhar. Por incrível que pareça, uma vez percorrida esta "estrada para a saúde" da contrologia, irá subconscientemente prolongar as suas viagens de dez para vinte ou mais minutos, antes mesmo de se aperceber porquê? A resposta é simples: os exercícios fizeram com que a sua circulação lenta entrasse em ação e desempenhasse mais eficazmente a sua função de descarregar através da corrente sanguínea a acumulação de produtos de fadiga criados pelas actividades musculares e mentais. O seu cérebro limpa-se e a sua força de vontade funciona.[21] A precisão requer concentração e feedback mental. Requer uma ação controlada, sem a qual o movimento se torna desleixado e esteticamente pouco atraente.[23]

6. Respiração

Segundo Joseph Pilates, para respirar corretamente, é necessário expirar e inspirar completamente, tentando sempre "espremer" cada átomo de ar impuro dos pulmões, da mesma forma que se espreme cada gota de água de um pano molhado.[23]

Uma respiração correcta durante o exercício é essencial. Pensa-se que a respiração é um catalisador da estabilidade do núcleo.[18] A respiração é o princípio físico mais importante a aperfeiçoar antes de tentar efetuar um exercício ou movimento.[23] A respiração tem três funções principais: transportar os nutrientes para todas as partes do corpo, o que permite aumentar a energia de todo o corpo, transportar os resíduos para fora do corpo e aumentar a resistência.[23]

A coordenação adequada da respiração com a execução de um exercício constitui a primeira regra introduzida no ensino da técnica de Pilates. Uma respiração adequada favorece uma melhor oxigenação do sangue, melhorando assim o funcionamento da mente e o controlo dos movimentos.[11] A forma como se respira é de importância vital no método Pilates. Quando se respira, nos exercícios de Pilates, expira-se com esforço. Isto ajuda-o a relaxar num movimento. Se inspirar durante o esforço de um exercício, fica automaticamente tenso.[20] Utiliza-se a respiração diafragmática das costelas, acentuada na expiração forçada com tração simultânea do umbigo em direção à coluna vertebral. Na inspiração, o tórax é alargado em três planos (respiração 3D). Na expiração forçada, os músculos oblíquos do abdómen são envolvidos adicionalmente, o que permite uma melhor ventilação pulmonar. O movimento crucial de um exercício é realizado durante a expiração com uma estabilização correcta da coluna vertebral.[11]

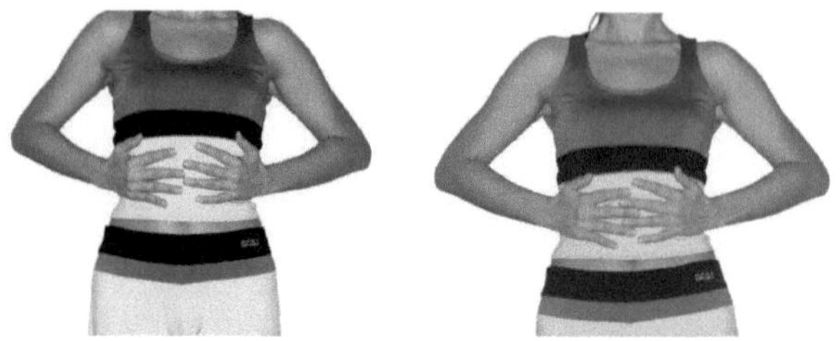

Expiração de inspiração

Fig.4.4: Respiração Rib-Abdominal

7. <u>Relaxamento</u>

O relaxamento é um elemento importante.[20] A aquisição de competências de relaxamento consciente de um grupo muscular selecionado é uma componente essencial do desempenho correto do exercício no método Pilates. De acordo com os princípios deste sistema, o movimento está ligado à concentração da mente e à respiração. Quando executado de forma suave e precisa, leva à criação de novos comportamentos de movimento mais ergonómicos, bem como proporciona vantagens psicológicas mensuráveis ao reduzir o nível de stress.[11] Os exercícios de Pilates exigem que se trabalhe uma zona do corpo enquanto se relaxa outra. Isto ajuda a diminuir a tensão desnecessária. Por exemplo, um cliente pode trabalhar a zona de força enquanto tenta relaxar e libertar a tensão dos ombros.[18]

8. <u>Resistência</u>

Os exercícios de Pilates desenvolvem a resistência muscular do core e de outros pequenos músculos estabilizadores. A resistência muscular é mais importante do que a força muscular pura no treino do core, porque os estabilizadores profundos da coluna vertebral estão constantemente a trabalhar.[18] Os exercícios são realizados com uma carga de treino ajustada às capacidades da pessoa que se exercita. Em caso de exercício em grupo, recomenda-se a divisão do grupo em subgrupos de iniciantes e avançados.[11] Lembre-se também de que "Roma não foi construída num dia" e que a PACIÊNCIA e a PERSISTÊNCIA são qualidades vitais para a realização bem sucedida de qualquer empreendimento que valha a pena.[21]

CAPÍTULO 5

A ROTINA DE EXERCÍCIOS

SEGUIR A SEGUINTE ROTINA PARA O PROGRAMA DE EXERCÍCIOS

<u>O aquecimento:</u> para descontrair os músculos principais das pernas, da zona lombar e dos ombros.[23] O aquecimento é a fase preparatória da sessão de exercício. Um aquecimento bem planeado e corretamente executado melhora o desempenho do exercício e maximiza a segurança e a eficácia da sessão de exercício.[32] O período de aquecimento deve ser de cerca de 10-15 minutos.[17]

<u>Os exercícios:</u> a rotina de exercícios é a seguinte:

Basic routine (for those starting an exercise program)

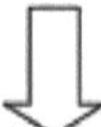

Intermediate routine

(For those who can complete the basic level with ease)

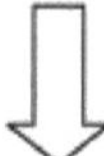

Advanced routine

(For those who can complete intermediate level with ease, exercise regularly and need a challenge)

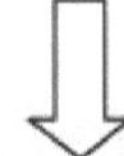

More challenging routine

(For those who need a greater challenge, eg athletes)

Rotina mais exigente

(Para quem precisa de um desafio maior, por exemplo, atletas)

Cada rotina é ligeiramente mais exigente do que a anterior. Se achar que um exercício de uma determinada secção é demasiado difícil, substitua-o por um exercício semelhante de uma sessão anterior.[23]

<u>O arrefecimento:</u> é necessário um período de arrefecimento após o período de exercício.[33] envolve movimentos rítmicos, sem resistência, tais como balançar os braços, caminhar, andar de bicicleta, alongamentos suaves e calistenia, etc.[33, 34] O arrefecimento deve durar cerca de 10 minutos.[17]

<u>Seguir os princípios:</u> os princípios dos exercícios de Pilates, ou seja, concentração, controlo, centralização, fluidez, precisão, respiração, relaxamento e resistência, devem ser sempre seguidos.[5, 11, 18, 23]

<u>Alinhamento da coluna vertebral:</u> Joseph Pilates acreditava que uma coluna vertebral plana era natural, mas a investigação atual demonstrou que uma inclinação pélvica posterior provoca a flexão da coluna vertebral, aumentando a carga no anel e nos ligamentos posteriores da coluna vertebral.[18] Atualmente, defende-se uma coluna vertebral neutra. Uma coluna vertebral neutra é biomecanicamente e funcionalmente correcta. Uma coluna neutra é definida como um ponto entre a inclinação pélvica anterior e posterior.[18, 33]

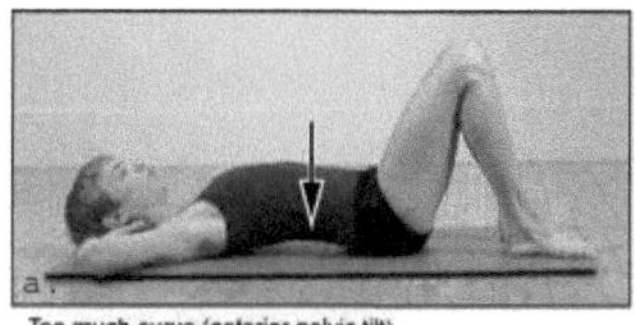

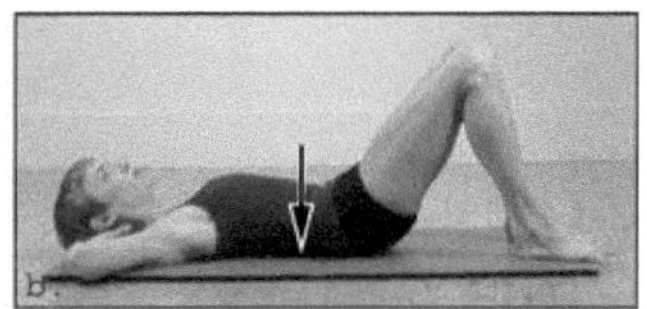

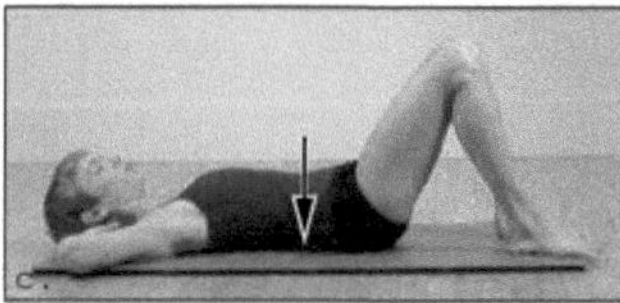

Fig.5.1: Diferentes alinhamentos da coluna vertebral

<u>Repetições</u>: o número de repetições num programa de exercícios refere-se ao número de vezes que um determinado movimento é repetido.[33] Tenha sempre em consideração o número ideal de séries e repetições. Lembre-se de que, no final de cada repetição, é importante continuar a repetição seguinte sem descansar. Porque se descansar, os músculos relaxam e têm de ser ligados novamente para a repetição seguinte. Um movimento deve fluir para o seguinte.[23] Completar apenas o número de repetições num programa de exercícios refere-se ao número de vezes que um determinado movimento é repetido. [33]

CAPÍTULO 6

A IMPORTÂNCIA DO AQUECIMENTO E DOS ALONGAMENTOS

AQUECIMENTO

O aquecimento é a fase preparatória da sessão de exercício. Um aquecimento bem planeado e corretamente executado melhora o desempenho do exercício e maximiza a segurança e a eficácia da sessão de exercício.[32] Fisiologicamente, existe um intervalo de tempo entre o início da atividade e os ajustamentos corporais necessários para satisfazer as exigências físicas do corpo. O objetivo do período de aquecimento é melhorar as numerosas adaptações que devem ter lugar antes da atividade física.[33]

O objetivo do aquecimento é preparar os sistemas muscular, nervoso, cardíaco, respiratório e vascular para o trabalho principal. Por outras palavras, o aquecimento prepara o corpo para a mudança do repouso para o exercício.[32] O aquecimento solta os músculos tensos.[23] O aquecimento prepara suavemente o corpo para a atividade que vai ser realizada.[34] Os exercícios de aquecimento provocam um aumento do fluxo sanguíneo do miocárdio e da temperatura muscular, melhoram a elasticidade do tecido conjuntivo intramuscular, o que ajuda a proteger contra lesões.[34, 33] Provoca também a dilatação dos vasos sanguíneos anteriormente contraídos e aumenta o retorno venoso. O aquecimento deve ser gradual e suficiente para aumentar a temperatura muscular e central sem causar fadiga ou reduzir as reservas de energia.[33]

Alguns exercícios de aquecimento comuns são uma breve caminhada, andar de bicicleta sem fadiga numa bicicleta estacionária, utilização de uma máquina de subir escadas, elevação ativa do calcanhar ou alguns minutos de exercícios activos para os braços.[33, 34, 23] O período de aquecimento deve ser de cerca de 10-15 minutos.[17]

ALONGAMENTO

Os alongamentos são uma parte muito importante do aquecimento dos músculos antes de qualquer atividade física. Desperta os músculos ao proporcionar uma infusão de sangue e nutrientes no tecido aberto. Isto torna os músculos mais maleáveis e flexíveis e as articulações subjacentes capazes de se moverem mais livremente.[23] Os alongamentos regulares aumentam e melhoram a flexibilidade, o que, por sua vez, melhora a qualidade do movimento. Os alongamentos preparatórios têm como objetivo preparar os principais grupos musculares que serão utilizados no programa de exercícios. Os músculos frios terão um menor fluxo sanguíneo e, por conseguinte, serão relativamente inelásticos e estarão potencialmente em maior risco de tensão.[32] Os alongamentos ajudam a aumentar o fluxo sanguíneo para os músculos. Isto ajuda muito a melhorar a elasticidade dos músculos, bem como a eliminar o ácido lático dos músculos.[23]

A flexibilidade é definida como a amplitude de movimento de uma articulação específica ou de um grupo de articulações, influenciada pelos ossos e estruturas ósseas associados e pelas características fisiológicas dos músculos, tendões, ligamentos e vários outros tecidos colagénicos que rodeiam a articulação.[23] É a capacidade de mover uma única articulação ou uma série de articulações de forma suave e fácil através de uma amplitude de movimento sem restrições e sem dor. A flexibilidade está relacionada com a extensibilidade das unidades musculotendinosas que atravessam uma articulação, com base na sua capacidade de relaxar ou deformar e de produzir uma força de estiramento.[33]

Os seguintes pontos devem ser seguidos quando se efectuam alongamentos: [23, 33]

- Alongar o músculo gradualmente, evitar alongamentos vigorosos.

- Aquecer o tecido mole a ser esticado. O aquecimento de estruturas tensas pode aumentar a sua extensibilidade e diminuir o risco de lesões.

- A direção do alongamento é exatamente oposta à direção da restrição articular ou muscular.

- Não forçar passivamente uma articulação para além da sua amplitude normal de movimento.

- Não esticar os tecidos lesionados ou rasgados.

- Se sentir dores na articulação ou noutro local, reduza a pressão sobre a articulação.

- Proteger a fratura recentemente unida.

- É dada especial atenção à hipermobilidade.

ARREFECER

É necessário um período de arrefecimento após um período de exercício.[33] Um período de arrefecimento é um período de exercícios de intensidade decrescente e de alongamentos efectuados imediatamente após a conclusão do exercício. A componente de arrefecimento é o inverso da componente de aquecimento.[32] Uma redução gradual da intensidade permite que a ação de bombeamento muscular contra as veias ajude o retorno venoso e permite que a frequência cardíaca baixe gradualmente.[32, 33, 34] O arrefecimento deve ser efectuado após uma série de exercícios de resistência com movimentos rítmicos, sem resistência, tais como balançar os braços, caminhar, andar de bicicleta e alongamentos suaves.[33, 34]

O objetivo do arrefecimento é:[33]

- Evitar a acumulação de sangue nas extremidades.

- Prevenir os desmaios, aumentando o retorno do sangue ao coração e ao cérebro.

O arrefecimento deve durar cerca de 10 minutos.[17]

ALGUNS EXERCÍCIOS DE ALONGAMENTO

1) <u>Posição de repouso (pose do bebé):</u>[20,23]

<u>Objetivo:</u> relaxar e permitir que a coluna vertebral se estique e mobilize. Esta é uma posição de relaxamento muito boa, pois alivia a pressão na zona lombar e abre a zona pélvica.

<u>Descrição do exercício:</u>

- Sente-se em cima de uma almofada com os joelhos o mais abertos possível e os pés junto às nádegas.

- Certifique-se de que a coluna vertebral está alongada e direita e de que não há tensão no pescoço e nos ombros.

- Feche os olhos e respire fundo.

- Relaxe nesta posição.

<u>Repetições:</u> uma série de 10 inspirações e 10 expirações.

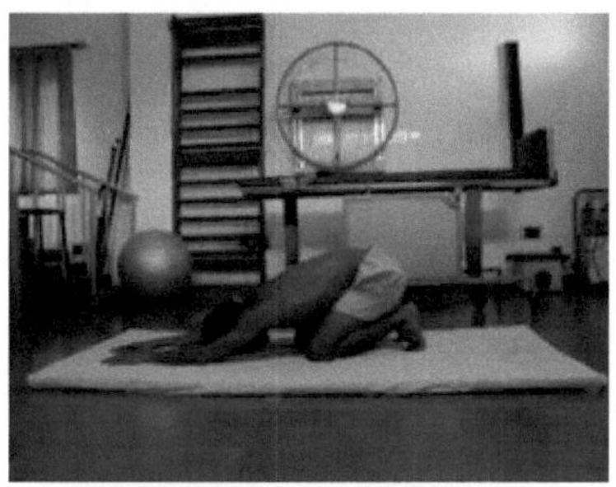

Fig.6.1: Pose do bebé

2) <u>Rolagem em pé:</u> [20, 23]

<u>Objetivo:</u> descontrair a coluna vertebral, os isquiotibiais e a região lombar e mobilizar a coluna vertebral.

<u>Descrição do exercício:</u>

- Fique de pé, com os pés afastados à largura dos ombros.

- Dobre ligeiramente os joelhos e desça a coluna vertebral, vértebra a vértebra, em direção ao chão. Leve-a até ao ponto em que seja confortável.

- Relaxar o corpo, respirar fundo.

- Regressar à posição de pé.

<u>Repetições:</u> uma série de 10.

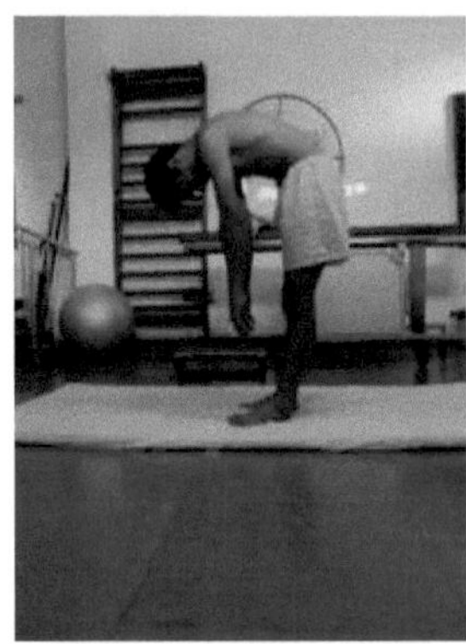

Fig.6.2: Reboque em pé

3) <u>Alongamento lombar:</u>[33]

<u>   Objetivo:</u> aumentar a flexão lombar.

<u>   Descrição do exercício:</u>

- Posição deitada de cócoras.

- Traga um joelho e depois o outro em direção ao peito, junte as mãos à volta das coxas e puxe-as para o peito, elevando a parte inferior das costas do tapete.

- Continuar a respirar profundamente.

<u>   Repetições:</u> uma série de 10.

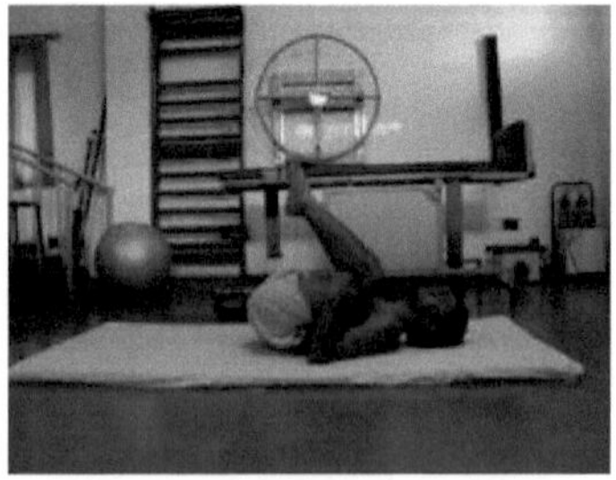

Fig.6.3: Alongamento lombar

4) Extensão lombar (press up):[33]

Objetivo: aumentar a extensão lombar e alongar os flexores da anca.

Descrição do exercício:

- Deite-se de bruços no tapete, com as mãos colocadas por baixo dos ombros.

- Levantar o peito do tapete, mas manter a pélvis assente no tapete.

Repetições: uma série de 10.

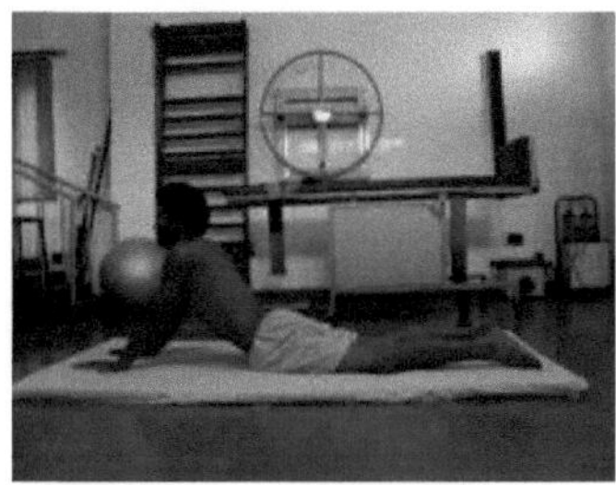

Fig.6.4: Premir para cima

5) Alongamento lateral:[20, 23]

Objetivo: aumentar a capacidade pulmonar. Alongar toda a parte superior do corpo, melhorar a postura.

Descrição do exercício:

- Colocar-se de lado sobre o suporte (uma cadeira ou uma mesa) com a mão direita a segurar o suporte.

- Coloque os pés à largura das ancas.

- Inspire lentamente.

- Expire lenta e profundamente, levantando o braço exterior num círculo largo para cima e sobre a cabeça, dobrando o corpo para longe do apoio.

- Inspire lentamente enquanto regressa à posição inicial.

Repetições: 10 vezes de cada lado.

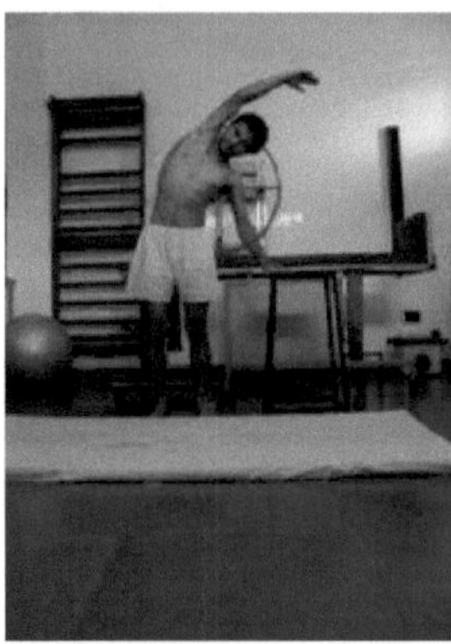

Fig.6.5: Alongamento lateral

6) Alongamento dos isquiotibiais:[20, 23, 33]

Objetivo: alongar os músculos dos isquiotibiais.

Descrição do exercício:

- De pé, coloque o pé direito sobre uma cadeira ou uma mesa à sua frente.

- Manter as ancas alinhadas, o joelho direito bloqueado e o pé direito fletido.

- Inspire lenta e profundamente.

- Expire enquanto se inclina para a frente, levando o peito em direção à coxa, mantendo as costas direitas.

- Manter a posição enquanto inspira.

- Expirar e voltar à posição inicial.

- Repetir com a outra perna.

<u>Repetições:</u> 10 vezes para cada perna.

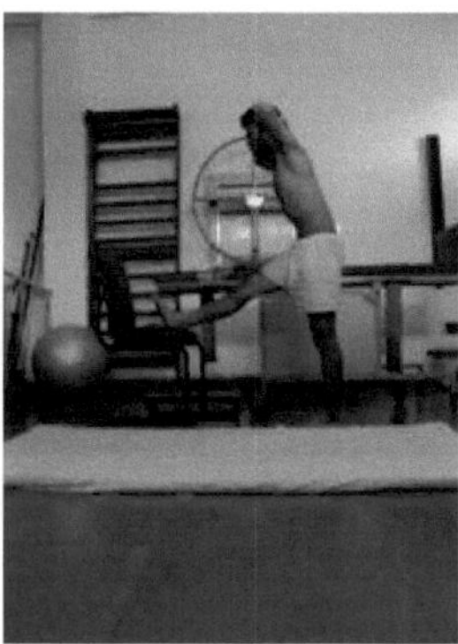

Fig.6.6: Alongamento dos isquiotibiais

7) <u>Alongamento dos quadríceps:</u>[20, 23, 33]

<u>Objetivo:</u> alongar os músculos do quadríceps e abrir a zona lombar.

<u>Descrição do exercício:</u>

- Colocar a perna esquerda na vertical.

- Dobrar o joelho direito e levar o pé em direção à anca, segurando o tornozelo com a mão.

- Alinhar os dois joelhos, não arquear as costas.

- Inspire e expire lentamente.

- Repetir com a outra perna.

<u>Repetições:</u> 10 vezes com cada perna.

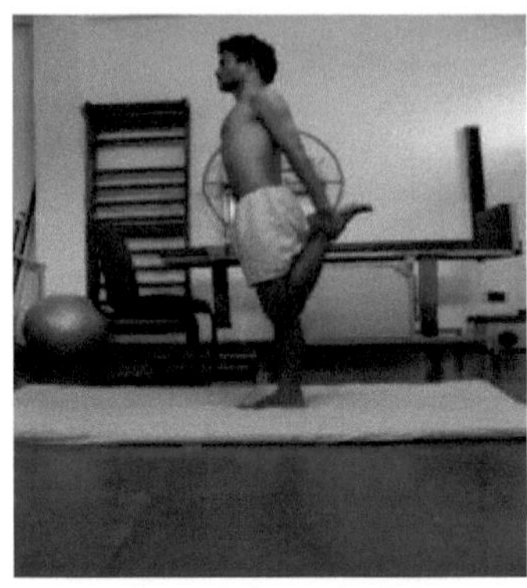

Fig.6.7: Alongamento do quadríceps

8) <u>Pernas contra a parede</u>:[20, 33]

<u>Objetivo:</u> alongar a parte interna das coxas (adutores).

<u>Descrição do exercício</u>:

- Deite-se com as costas no tapete, com as ancas fletidas a 90° contra a parede.

- Expirar lentamente.

- Deixar as pernas caírem para o lado o mais possível.

- Manter a posição durante algumas respirações.

<u>Repetições</u>: 10 vezes.

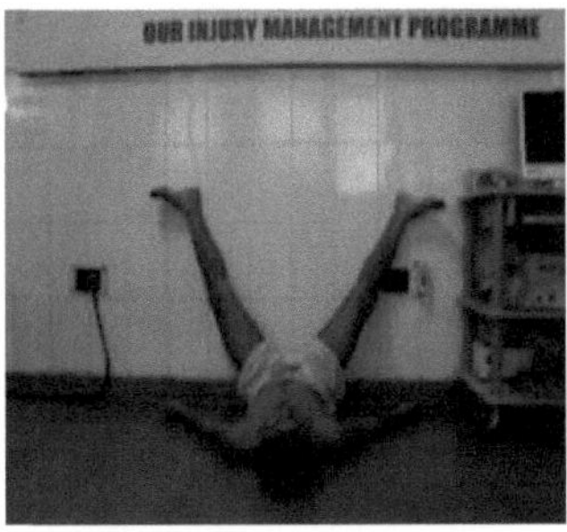

Fig.6.8: Alongamento dos adutores

9) <u>Alongamento da barriga da perna:</u>[23, 33]

<u>Objetivo</u>: alongar e reforçar os músculos da barriga da perna (gastrocnémio e sóleo).

<u>Descrição do exercício</u>:

- Mantenha-se direito com o pé dianteiro na borda de um degrau.

- Colocar uma toalha entre os joelhos para evitar que estes rolem para dentro.

- Inspire lentamente enquanto se eleva o mais alto possível.

- Expire lentamente enquanto se baixa de modo a que os calcanhares fiquem abaixo do nível do degrau.

<u>Repetições:</u> 10-15 vezes.

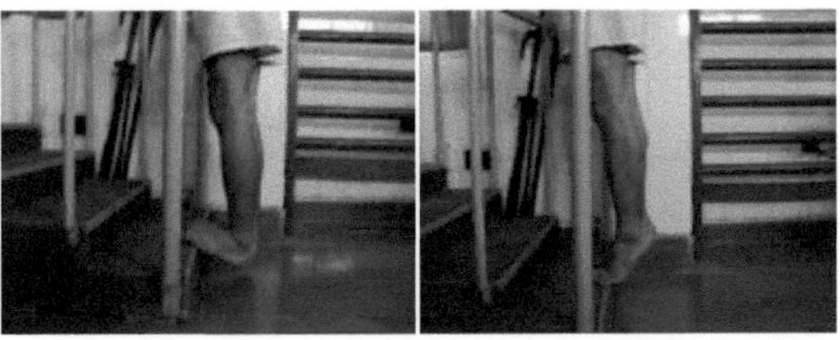

Fig.6.9: Alongamento da barriga da perna

CAPÍTULO 7

OS EXERCÍCIOS CLÁSSICOS EM TAPETE

1) <u>Os Cem:</u>[21, 23, 25]

<u>Objetivo:</u> fortalecer os músculos abdominais. O Hundred é um ótimo exercício para a zona lombar e ajuda a melhorar o equilíbrio. Apenas 10 minutos deste exercício todos os dias podem melhorar a sua postura e fortalecer as suas costas.

<u>Descrição do exercício</u>:

- Deite-se no tapete com o corpo apoiado no tapete.
- Esticar os braços (afastados à largura dos ombros, tocando no corpo e com as palmas das mãos para baixo) para a frente. Esticar os dedos dos pés apontados para a frente e para baixo.
- Inspire lentamente.
- Levantar as pernas na vertical.
- Levantar a cabeça com os olhos focados nos dedos dos pés.
- Levantar os dois braços.
- Levantar e baixar os dois braços a partir dos ombros, expirando lentamente.

<u>Repetições</u>: começar com 20 vezes e aumentar gradualmente até 100 vezes. Nunca ultrapassar as 100 vezes.

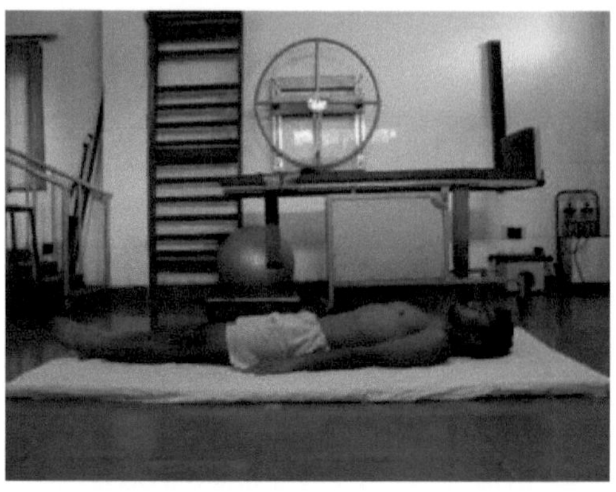

a)

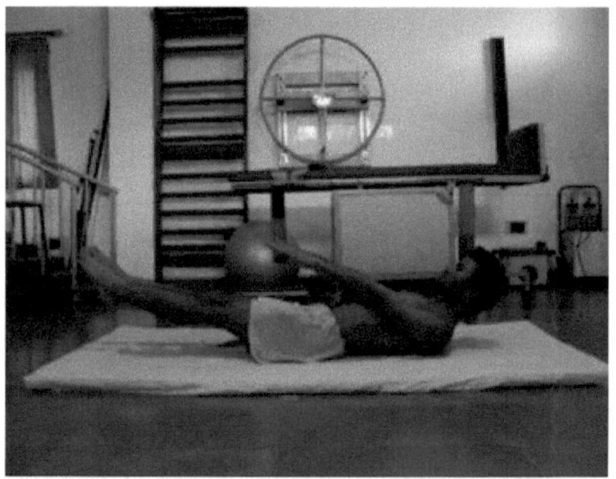

b)

Fig.7.1 (a & b): Os Cem

2) <u>O enrolamento</u>: [21, 23, 25, 26]

<u>Objetivo:</u> reforçar os abdominais através de uma amplitude de movimentos completa, alongando simultaneamente as costas. Mantém a coluna vertebral

flexível. Melhora o fortalecimento do núcleo profundo e a articulação da coluna vertebral.

<u>Descrição do exercício</u>:

- Deite-se de costas, com os braços esticados sobre a cabeça e para trás.
- Dedos dos pés virados para fora e para baixo.
- Comece a inspirar lentamente.
- Colocar os braços para a frente até à posição vertical, em ângulo reto, e inclinar a cabeça até tocar no queixo.
- Expirar lentamente.
- Começar a rolar para cima. Continue a rolar cada vértebra para fora do tapete.
- Estenda a mão para a frente o mais que puder e tente tocar com a testa nos joelhos.
- Respira fundo.
- Iniciar a descida. Rolar para baixo, colocando cuidadosamente cada vértebra da coluna vertebral no chão, uma a uma.

<u>Repetições</u>: três a cinco vezes.

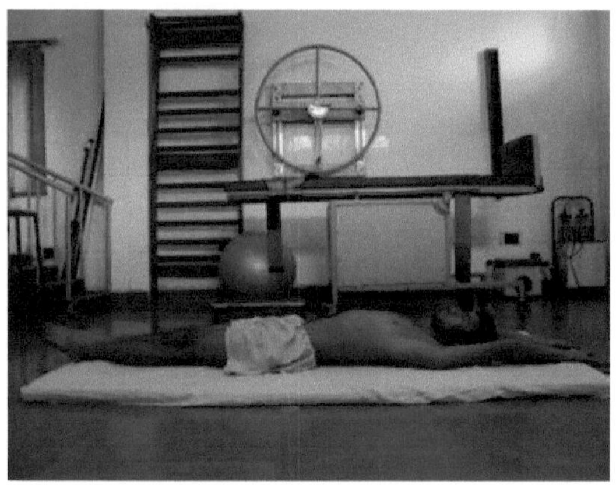

a)

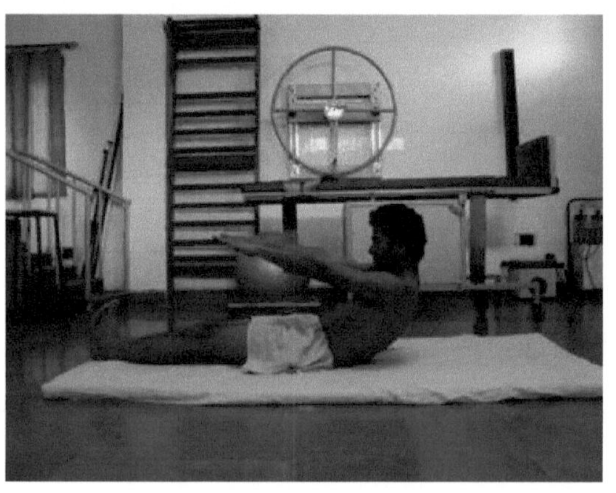

b)

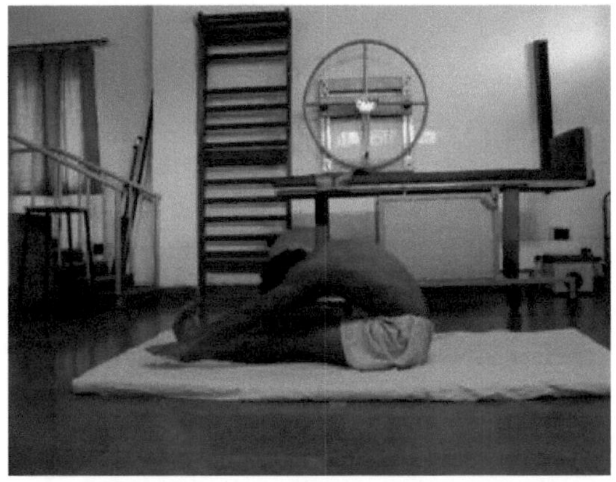

c)

Fig.7.2 (a, b & c): O enrolamento

3) <u>O rolo para baixo</u>: [21, 23]

<u>Objetivo</u>: mobilizar e massajar o comprimento da coluna vertebral e abrir o espaço entre as vértebras, flexionando a coluna vertebral.

<u>Descrição do exercício</u>:

- Deitar-se de costas no tapete.

- Esticar os braços para a frente (palmas das mãos para baixo).

- As pernas são verticais e os pés estão virados para baixo e para fora.

- Inspire lentamente.

- Puxe as coxas na direção da caixa torácica até os dedos dos pés tocarem no tapete.

- Expirar lentamente.

- Afastar as pernas o mais possível.

- Inspire e comece a rolar para baixo lentamente até a coluna tocar no tapete.

51

Repetições: 5 vezes.

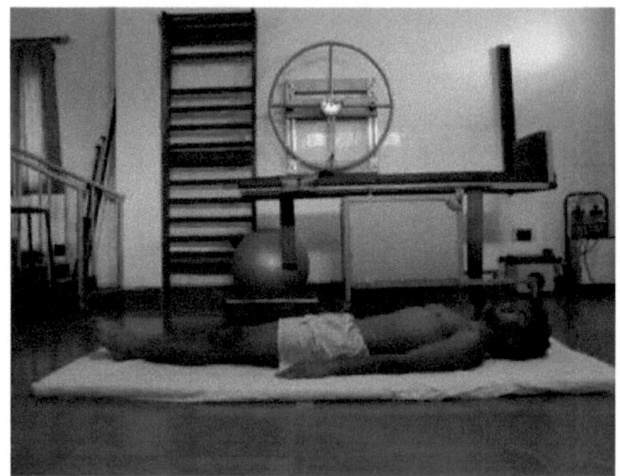

a)

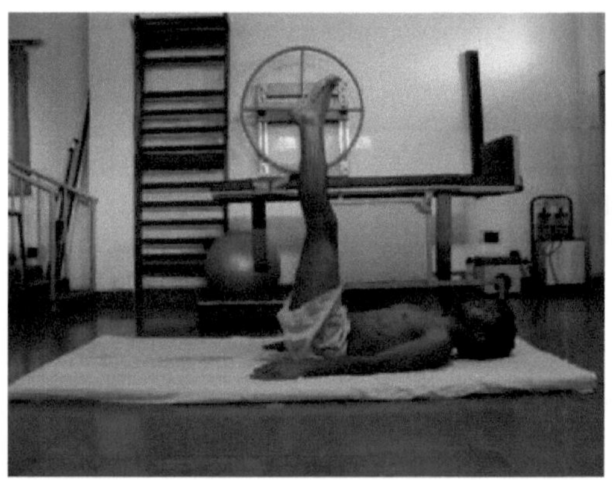

b)

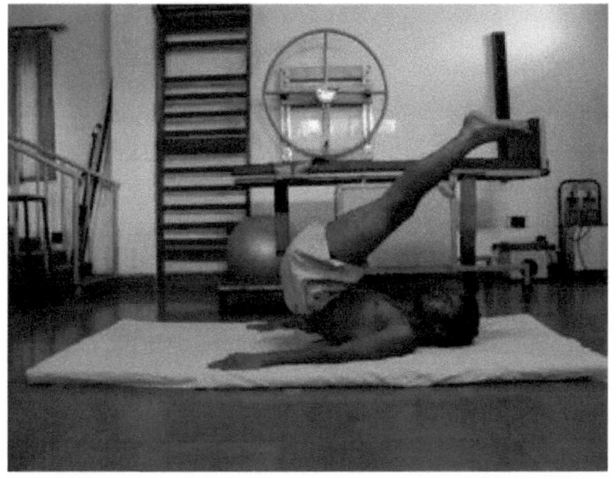

c)

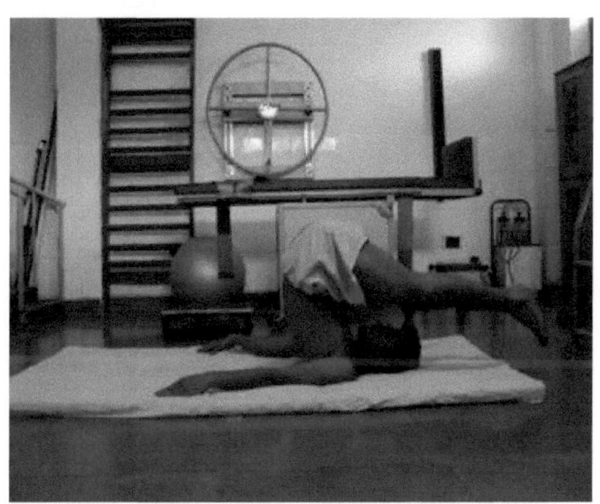

d)

Fig.7.4 (a, b, c & d): O Roll Down

4) <u>O círculo de uma perna:</u>[21, 23, 25]

<u>Objetivo</u>: mobilizar a articulação da anca. Trabalha também o núcleo.

<u>Descrição do exercício</u>:

- Deitar-se de costas no tapete.

- Esticar os braços para a frente (palmas das mãos para baixo).

- Colocar a perna na posição vertical em ângulo reto.

- Comece a expirar lentamente no início do movimento descendente com a perna direita enquanto faz um círculo completo da esquerda para a direita sobre a coxa esquerda e, em seguida, comece a inspirar lentamente no início do movimento ascendente com a perna direita para completar este círculo.

- Repetir o mesmo com a outra perna.

- Certifique-se de que faz os círculos de forma controlada.

<u>Repetições</u>: 5 vezes com cada perna.

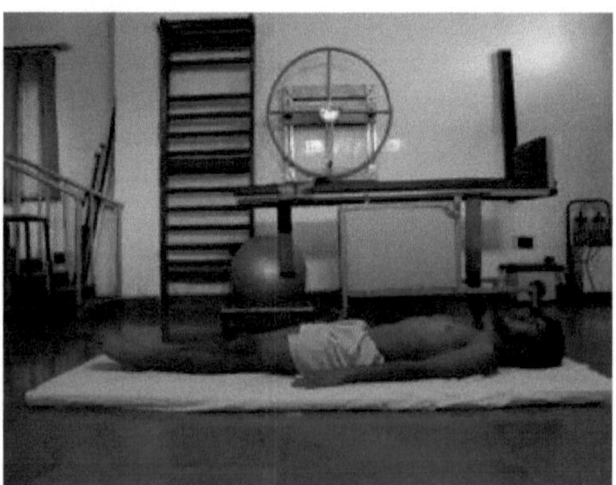

a)

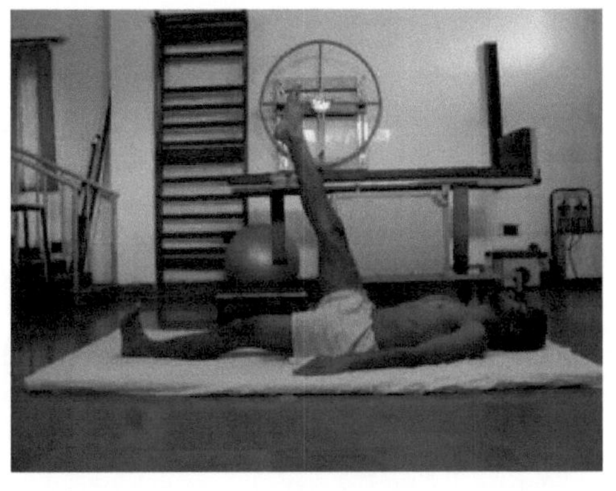

b)

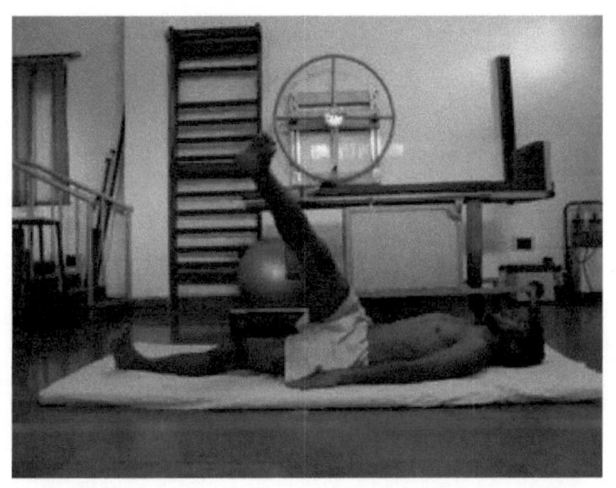

c)

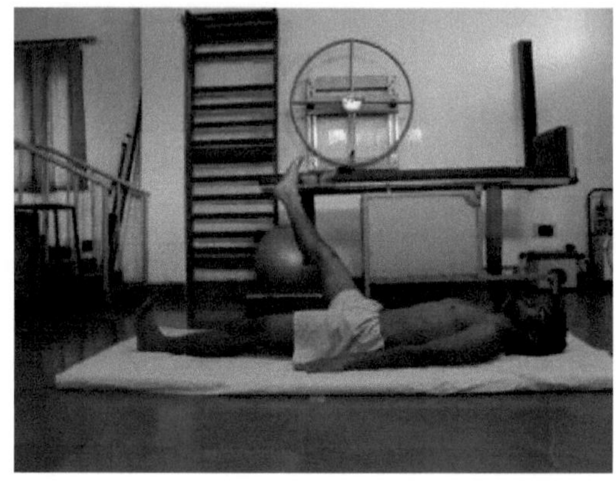

d)

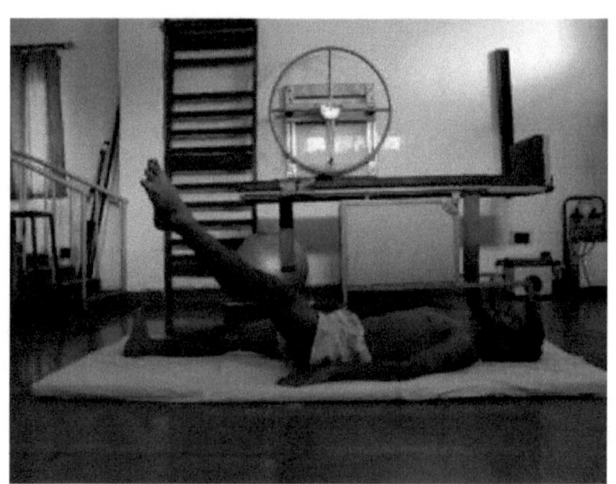

e)

Fig.7.4 (a, b, c, d e e): O círculo de uma perna

5) <u>O alongamento de uma perna:</u>[21, 23]

Objetivo: mobilizar as articulações da anca e do joelho, controlar os abdominais e aumentar a coordenação.

Descrição do exercício:

- Deite-se de costas.

- Inclinar a cabeça para a frente até o queixo tocar no peito.

- Enquanto inspira, puxe lentamente a perna direita o mais possível em direção ao peito, colocando uma mão no joelho direito e outra no tornozelo direito.

- Manter a perna esquerda esticada para a frente e os dedos dos pés esticados para a frente e o calcanhar levantado cerca de 2".

- Enquanto expira, estique lentamente a perna direita para longe.

- Repetir o mesmo para a perna oposta.

Repetições: 10 vezes com cada perna separadamente.

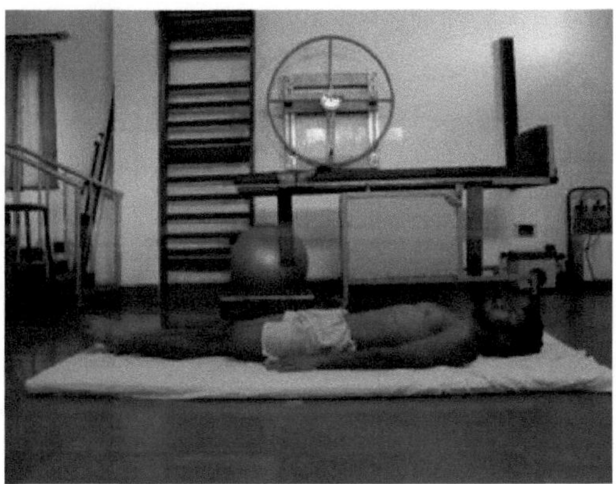

a)

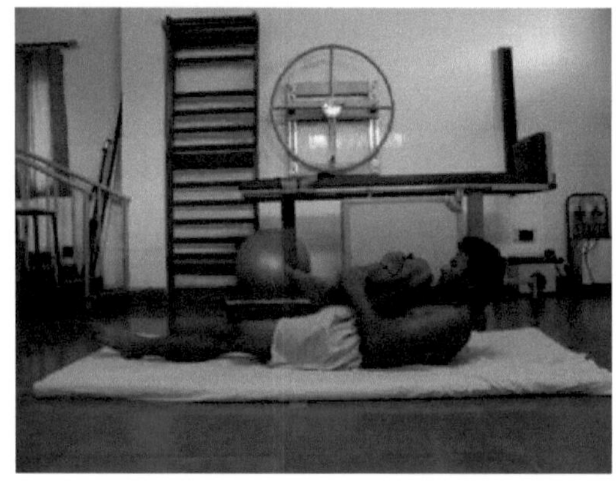

b)

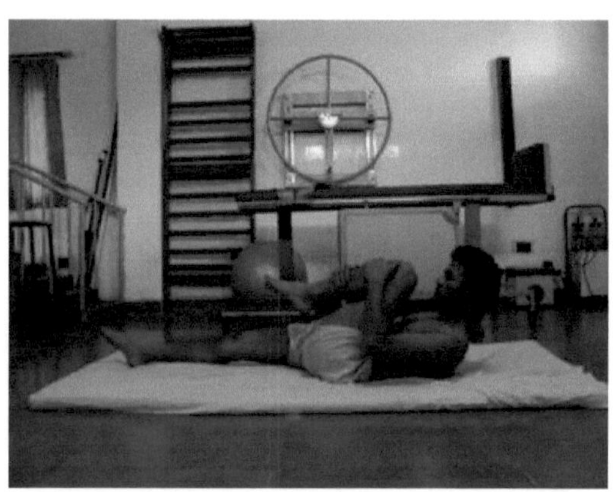

c)

Fig.7.5 (a, b & c): O alongamento de uma perna

6) <u>O alongamento de duas pernas:</u>[21, 23]

Objetivo: reforçar os abdominais e deslocar o centro de gravidade do corpo. Mobilizar as articulações dos ombros. Coordenar a respiração e os movimentos dos braços e das pernas com o controlo abdominal.

Descrição do exercício:

- Deite-se de costas.

- Pernas direitas, joelhos bloqueados, dedos dos pés apontados para a frente, braços ao lado do corpo, palmas das mãos para baixo.

- Inspire lentamente.

- Levantar a cabeça, encostar o queixo ao peito.

- Levantar os calcanhares cerca de 2" do tapete.

- Expirar lentamente.

- Puxe as duas pernas para cima e para a frente, flexione os joelhos e pressione-os firmemente contra o peito.

- Inspirar.

- Inverter o processo.

Repetições: 6-12 vezes.

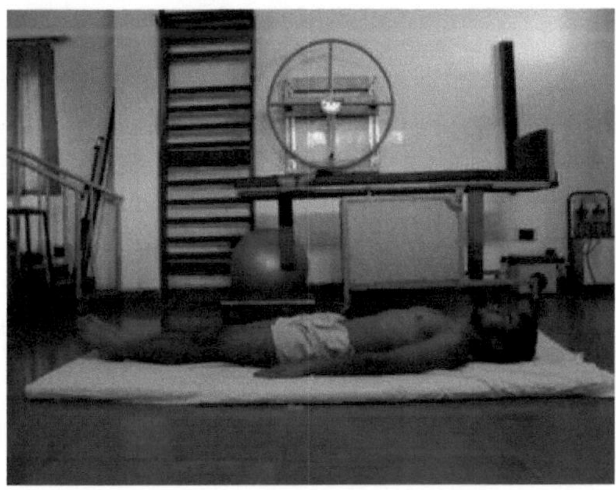

a)

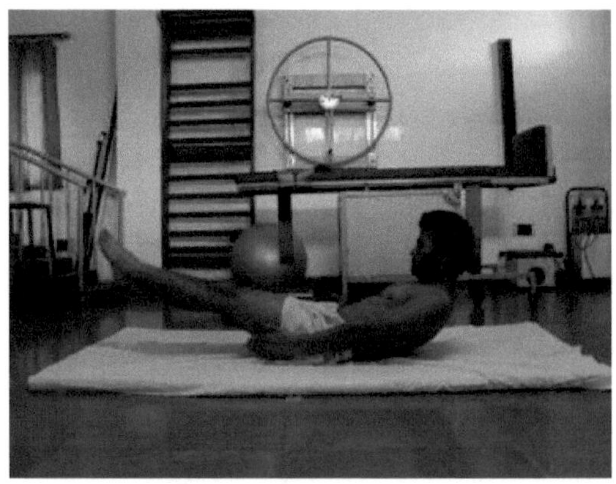

b)

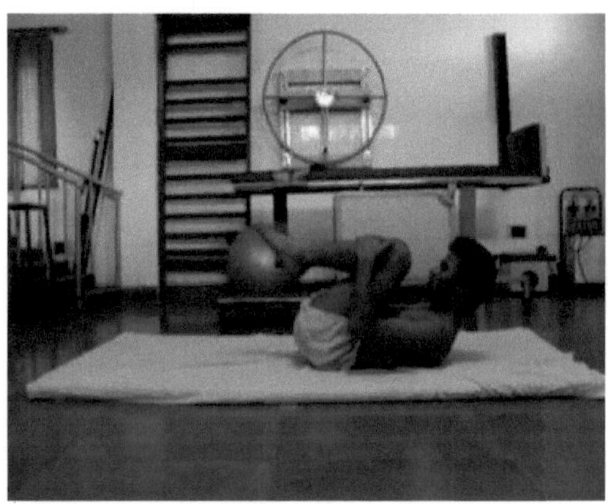

c)

Fig.7.6 (a, b & c): O alongamento de perna dupla

7) <u>O alongamento da coluna vertebral</u>:[21, 23]

<u>Objetivo</u>: alongar a coluna vertebral e os isquiotibiais.

<u>Descrição do exercício</u>:

- Sente-se direito sobre as ancas, com as pernas ligeiramente mais largas do que os ombros, os pés flectidos e os joelhos encostados ao chão.
- Braços perpendiculares ao chão.
- Ao expirar, encostar o queixo ao peito.
- Baixe os braços, estendendo-os à sua frente o mais possível, sem curvar os ombros.
- Inspire para manter a posição, pressionando as mãos no chão.
- Expire para alongar a coluna vertebral para a frente o mais possível, com o peito na direção dos tornozelos.

<u>Repetições</u>: 10 vezes.

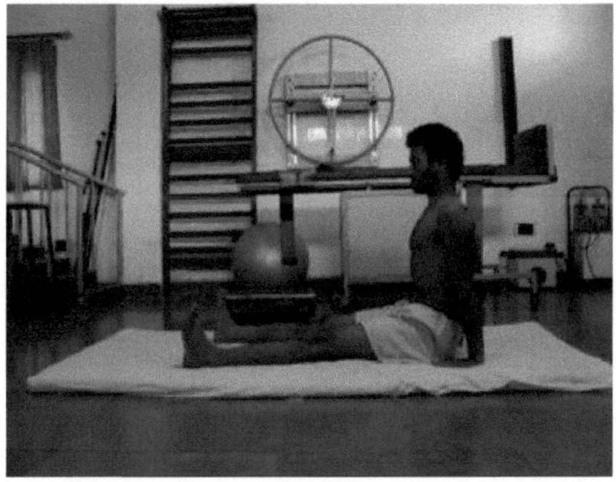

a)

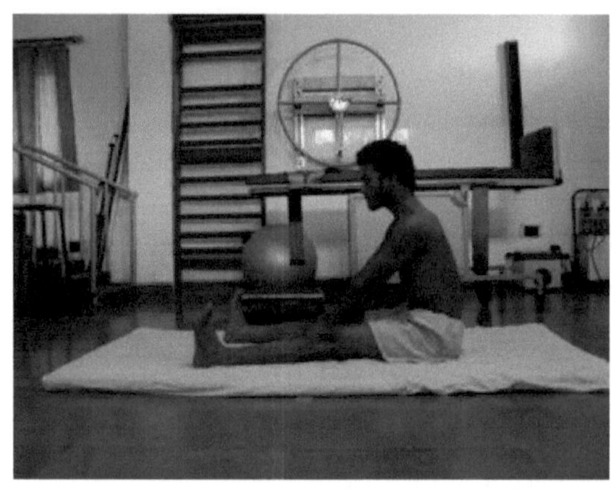

b)

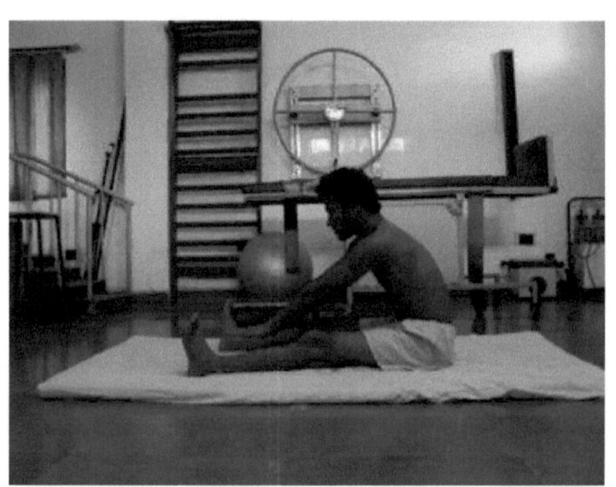

c)

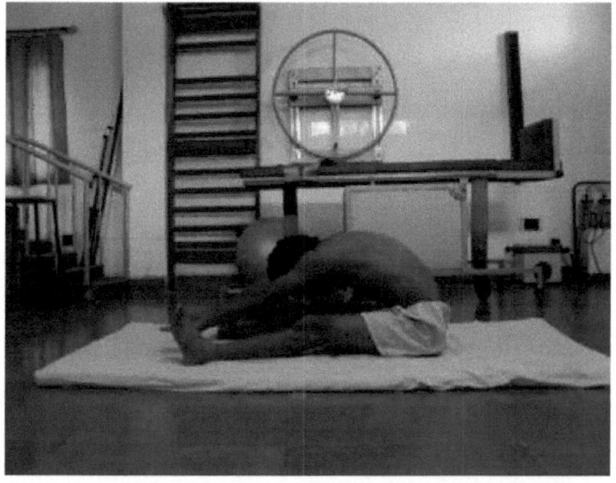

d)

Fig.7.7 (a, b, c & d): O alongamento da coluna vertebral

8) <u>A serra:</u>[21, 23]

<u>Objetivo</u>: melhorar a rotação da coluna vertebral.

<u>Descrição do exercício</u>:

- Sente-se direito, com os pés flectidos, os joelhos bloqueados no tapete, as pernas abertas o mais possível.

- Braços de lado, paralelos ao chão.

- Inspire lentamente.

- Rodar o tronco para a direita o mais possível.

- Dobrar para a frente e para baixo o mais possível até a mão esquerda cruzar e assentar diagonalmente e ao centro no pé direito.

- Ao expirar, inverta o movimento.

- Repetir o mesmo no outro lado.

<u>Repetições</u>: 10 alongamentos de cada lado, alternadamente.

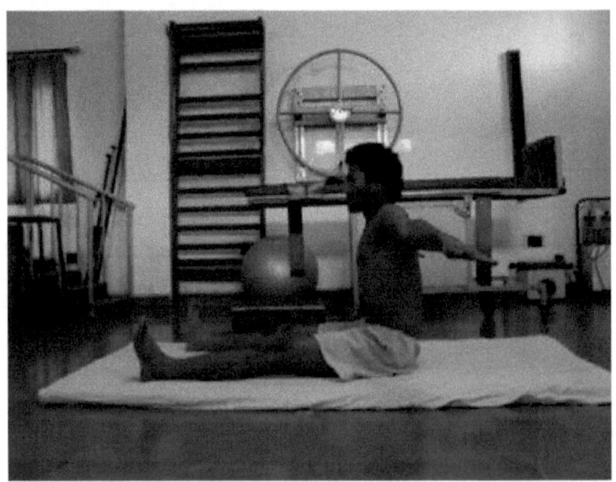

a)

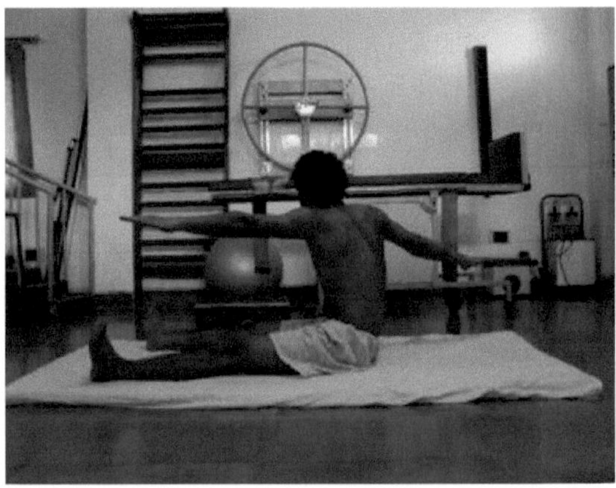

b)

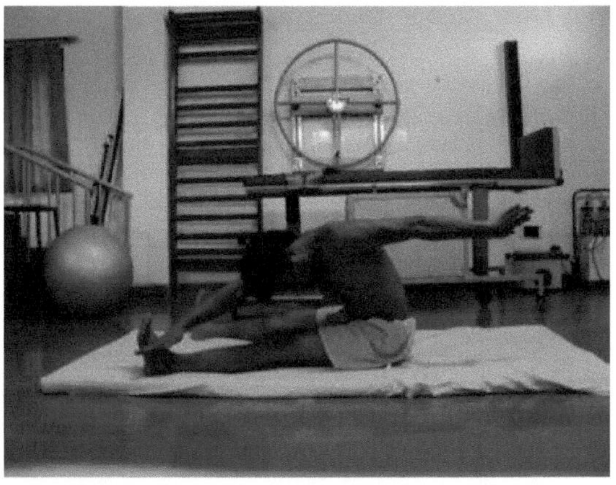

c)

Fig.7.8 (a, b & c): A serra

9) <u>O mergulho do cisne</u>:[21, 23, 25]

<u>Objetivo</u>: reforçar as costas e aumentar o controlo das costas. Melhora a flexibilidade do meio das costas e fortalece os músculos abdominais.

<u>Descrição do exercício</u>:

- Deite-se de barriga para baixo, com o tronco contraído e o umbigo fora do chão.

- Mãos estendidas à vossa frente.

- Inspire lentamente.

- Cabeça levantada para cima e para trás.

- Levantar o peito do tapete, levantar os braços para cima e para os lados e virar as palmas das mãos para cima (da direita para a esquerda).

- Levantar as pernas do tapete, com os joelhos bloqueados e os pés em flexão plantar.

- Começar a balançar.

- Expire lentamente enquanto rola para baixo.

- Inspire lentamente enquanto se balança para cima.

- O movimento deve ser gerado a partir do meio das costas.

<u>Repetições</u>: 6-8 vezes

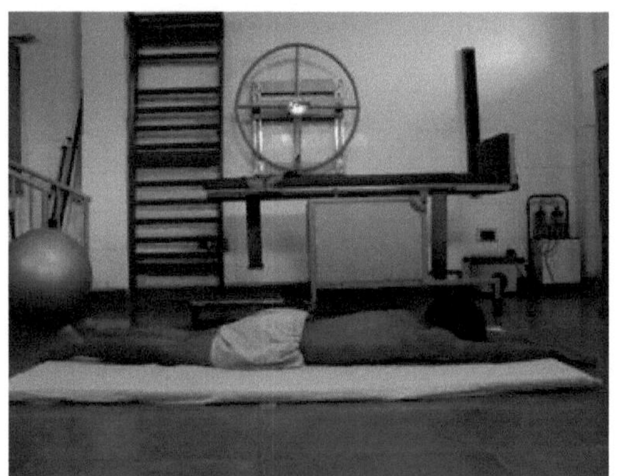

a)

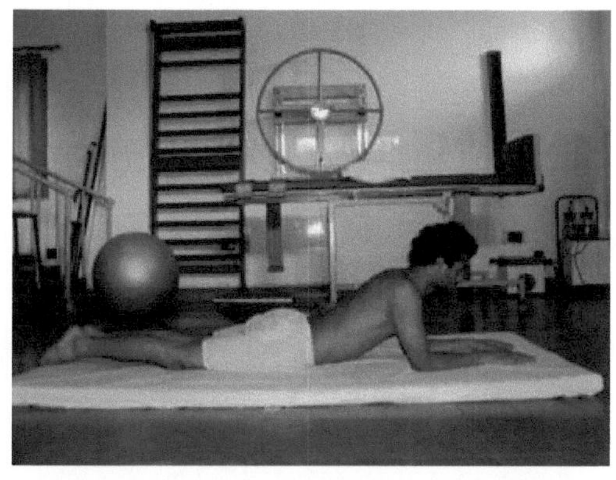

b)

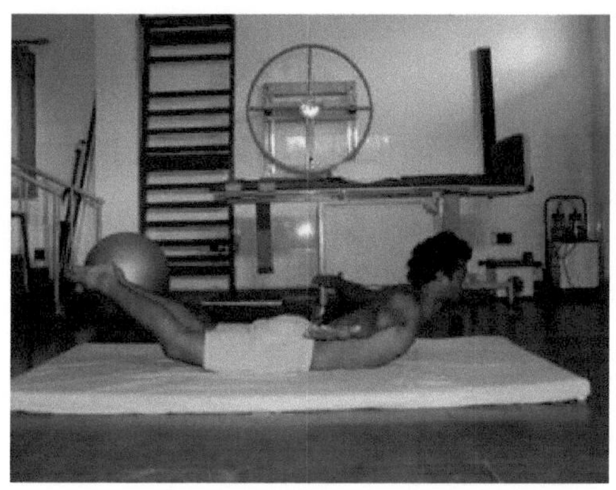

c)

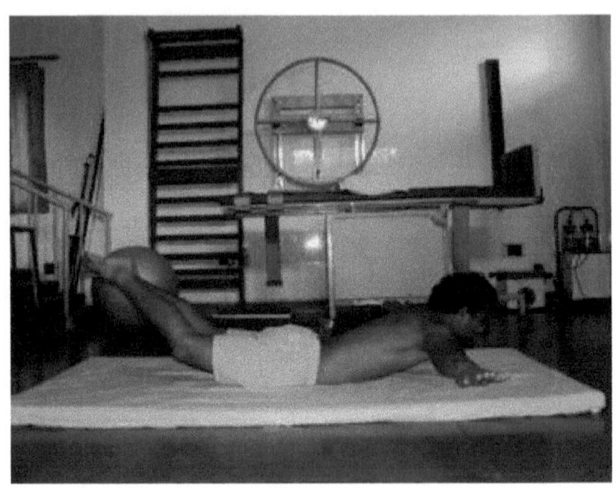

d)

Fig.7.9 (a, b & c): O mergulho do cisne

10) <u>O pontapé de uma perna:</u>[21, 23]

<u>Objetivo:</u> <u>tornar</u> mais firmes os isquiotibiais e os glúteos, reforçar os abdominais numa posição alongada e alongar a parte anterior das coxas.

<u>Descrição do exercício:</u>

- Deite-se de barriga para baixo, pernas esticadas, dedos dos pés apontados para baixo e para a frente, rosto para baixo, queixo a tocar no tapete.

- Eleve o peito acima do tapete o mais alto que conseguir.

- Vir sobre os cotovelos com os cotovelos diretamente sob os ombros.

- Inspire lentamente.

- Dar dois pontapés com o pé direito na nádega direita.

- Enquanto expira, estique a perna direita para trás.

- Repetir o mesmo com a perna esquerda.

<u>Repetições:</u> 5 vezes de cada lado.

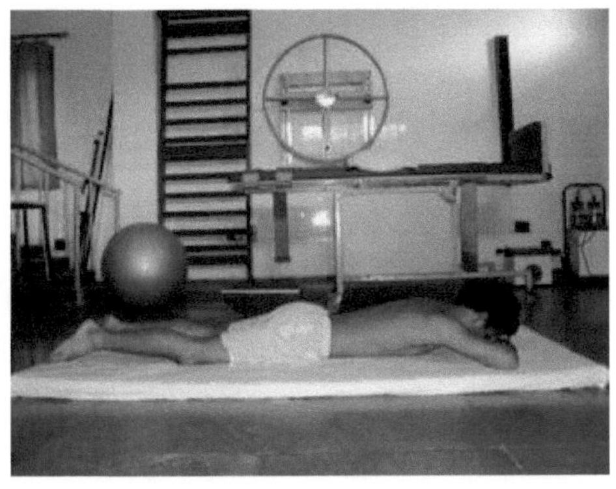

a)

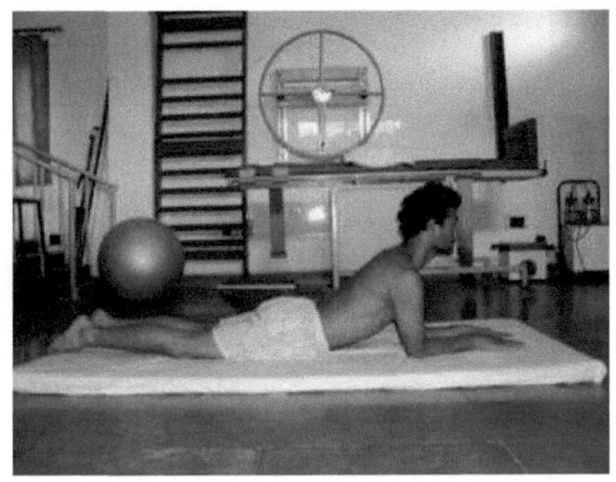

b)

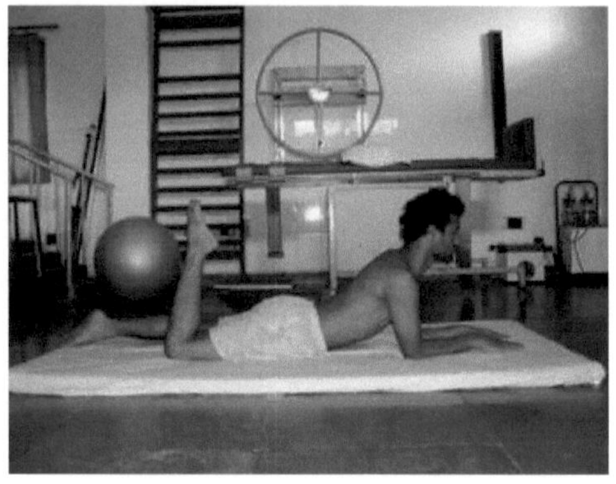

c)

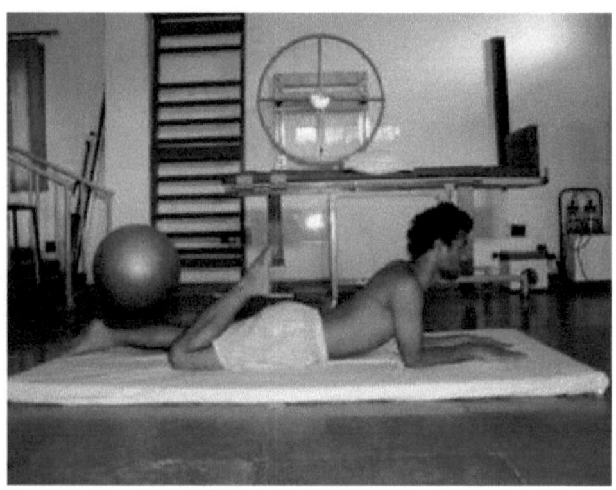

d)

Fig.7.10 (a, b, c & d): O pontapé de uma perna

11) <u>O pontapé duplo na perna</u>:[21, 23, 26]

<u>Objetivo</u>: tornar os glúteos e os isquiotibiais mais firmes, reforçar as costas e abrir o peito.

<u>Descrição do exercício</u>:

- Deite-se de barriga para baixo com a cabeça virada para um lado.

- Entrelaçar as duas mãos nas costas.

- Esticar as pernas para trás, com os joelhos bloqueados e os dedos dos pés em flexão plantar.

- Dobrar os joelhos, inspirar lentamente.

- Enquanto inspira, estique as pernas para longe do corpo, levantando os joelhos cerca de 15 cm do chão.

- Ao mesmo tempo, estique as mãos na direção dos pés e levante o peito do tapete o mais alto possível.

<u>Repetições</u>: 10 vezes.

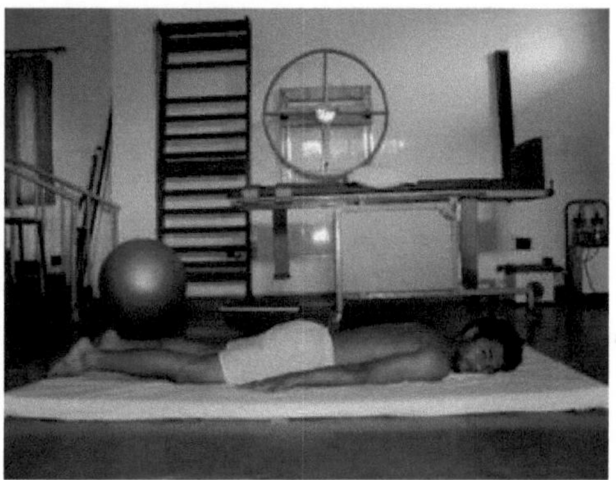

a)

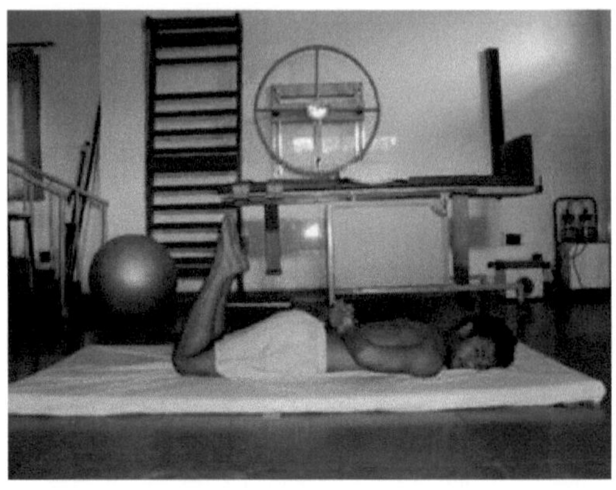

b)

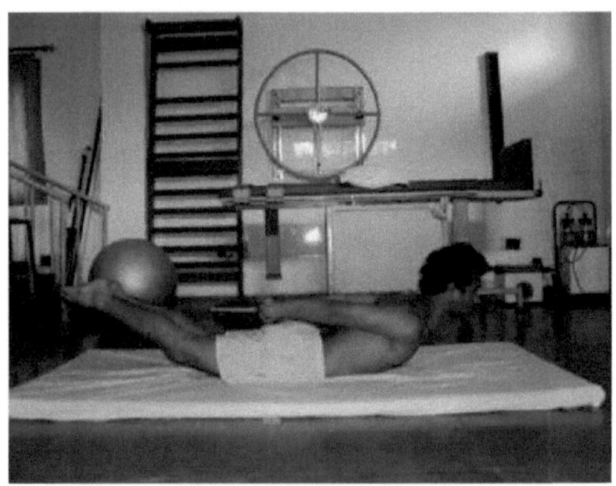

c)

Fig.7.11 (a, b & c): O pontapé de perna duplo

12) <u>A tesoura</u>:[21, 23]

<u>Objetivo</u>: aumentar o controlo abdominal, alongar a parte superior das costas e o pescoço, mobilizar a anca e alongar os flexores da anca.

<u>Descrição do exercício</u>:

72

- Deite-se de costas com as pernas esticadas, as mãos de lado, com as palmas para baixo.

- Levante as pernas e a parte inferior das costas do tapete até o seu corpo assentar na cabeça, ombros, braços, pescoço e cotovelos.

- Apoiar as ancas com as duas mãos.

- Pernas esticadas, dedos dos pés apontados para a frente e para baixo, joelhos bloqueados.

- Inspire lentamente.

- Dividir as pernas como uma tesoura (perna esquerda para trás, perna direita para a frente)

- Expire lentamente enquanto alterna as pernas.

<u>Repetições</u>: 5 vezes de cada lado.

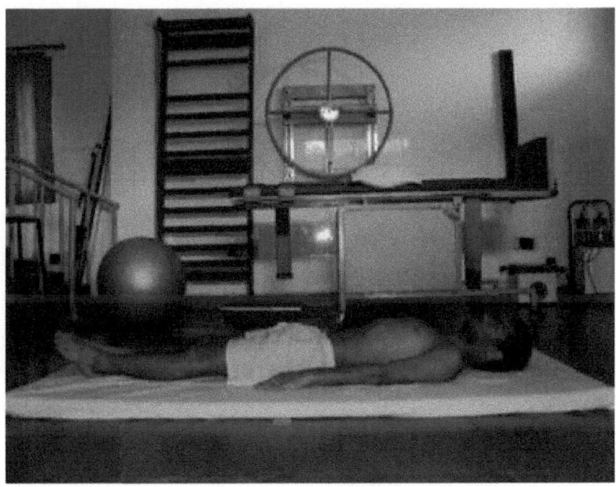

a)

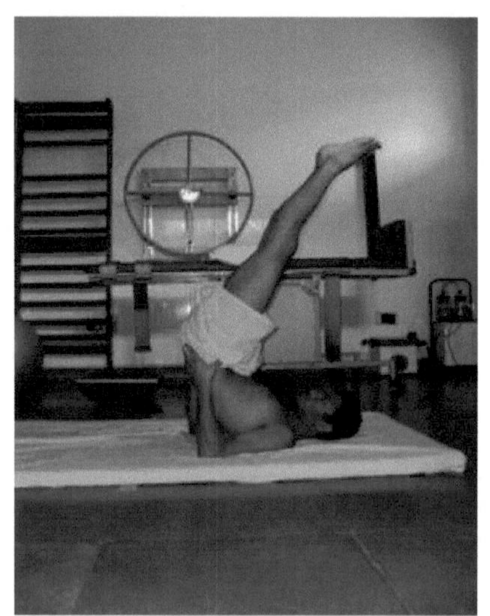

b)

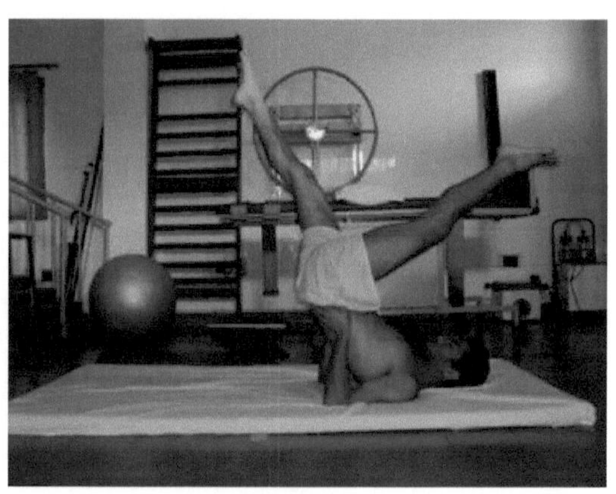

c)

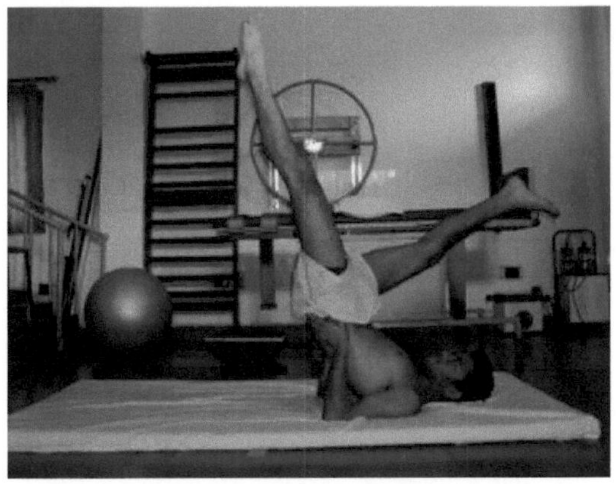

d)

Fig. 7.12(a, b, c & d): A tesoura

13) <u>A torção da coluna vertebral</u>:[21, 23]

<u>Objetivo</u>: proporcionar mobilidade à coluna vertebral e alongar a coluna vertebral.

<u>Descrição do exercício</u>:

- Sente-se direito sobre as ancas, com as pernas esticadas para a frente, flexione os pés e as pernas devem tocar-se.

- Levantar os braços para os lados até à altura dos ombros, com as palmas das mãos para baixo e os dedos esticados.

- Expirar lentamente enquanto torce o corpo e vira a cabeça para a direita o mais possível.

- Manter durante um segundo e depois rodar mais.

- Inspire lentamente enquanto regressa à posição neutra.

- Repetir o mesmo no lado oposto.

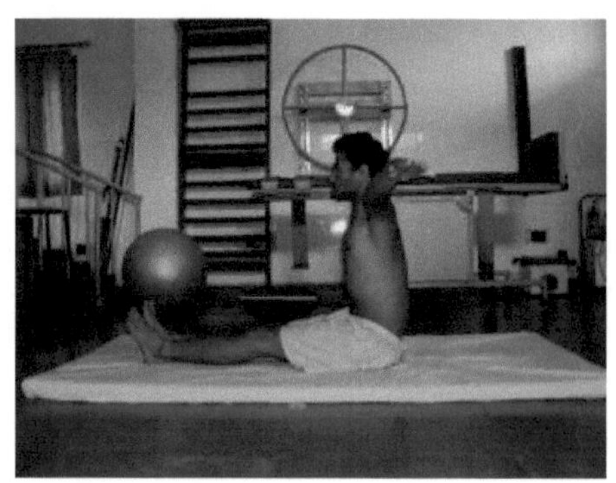

a)

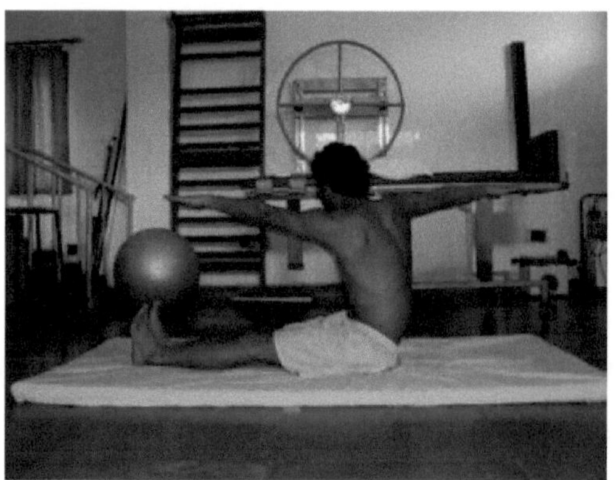

b)

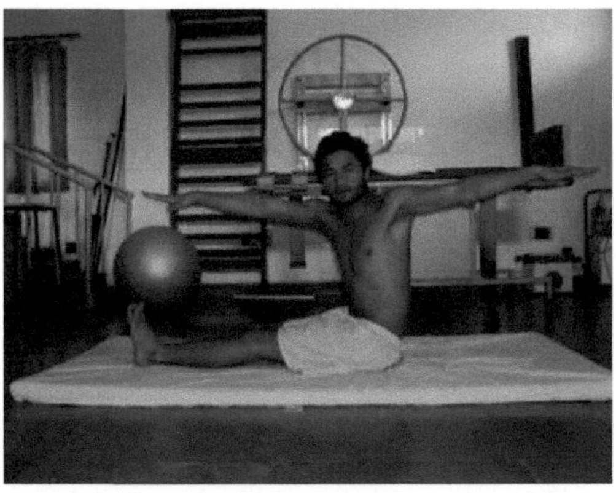

c)

Fig. 7.13(a, b & c): A torção da coluna vertebral

14) <u>O pontapé lateral</u>:[21, 23, 25]

<u>Objetivo</u>: mobilizar as ancas, alongar os isquiotibiais e reforçar a zona lombar.

<u>Descrição do exercício</u>:

- Deite-se sobre o lado direito no tapete, apoiando a mão na mão estendida. Certifique-se de que a coluna vertebral está alongada.

- Os dedos dos pés estão estendidos.

- Levar as pernas para a frente à volta de 1 pé.

- Inspire lentamente.

- Balançar a perna esquerda para a frente o mais possível, regressar a cerca de 1 pé para trás.

- Balance a perna novamente para melhorar a tentativa anterior.

- Expirar lentamente.

- Balançar a perna esquerda para trás o mais possível.

- Voltar a perna cerca de 1 pé para a frente.

- Balance novamente para melhorar a tentativa anterior.

- Repetir o mesmo no lado oposto.

<u>Repetições</u>: 10 pontapés de cada lado.

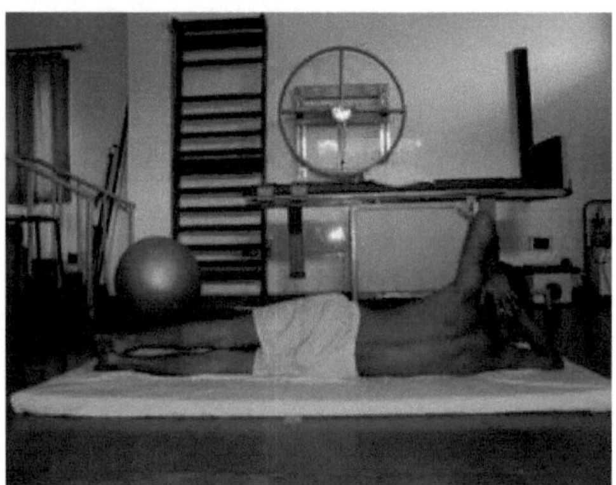

a)

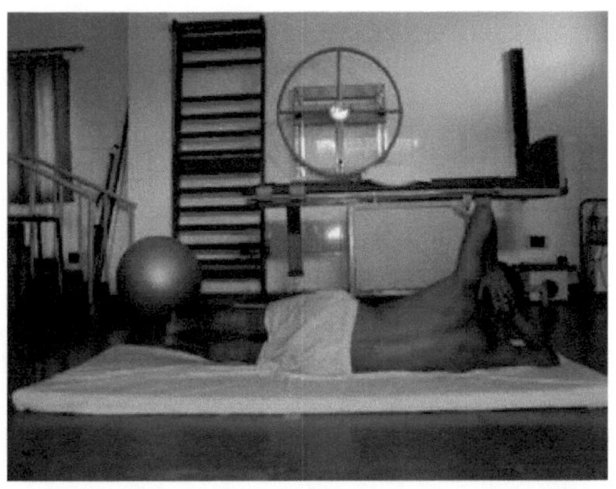

b)

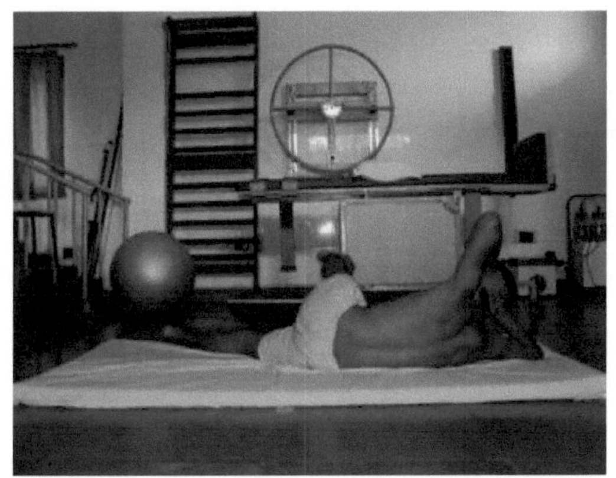

c)

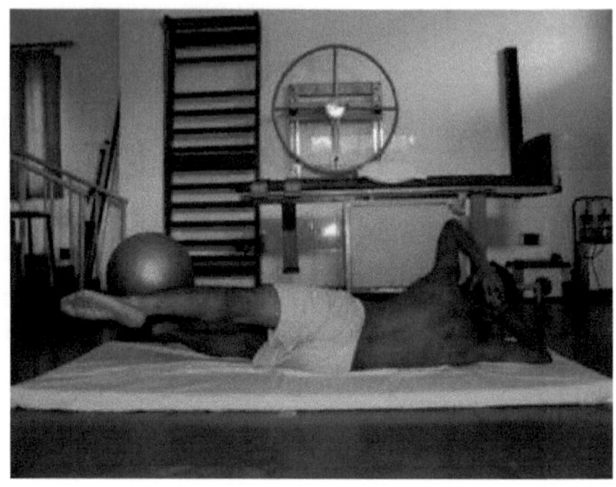

d)

Fig. 7.14(a, b, c & d): O pontapé lateral

15) <u>A natação</u>:[21, 23, 26]

<u>Objetivo</u>: reforçar os músculos das costas e mobilizar as articulações das ancas e dos ombros.

<u>Técnica de exercício</u>:

- Deite-se no colchão de barriga para baixo, braços e pernas esticados, pés afastados à distância dos ombros.

- Aperte ligeiramente as nádegas, levante os braços, o peito e as pernas 2" acima do tapete. Apontar os dedos das mãos e dos pés.

- Manter a pélvis e os ombros alinhados.

- Enquanto inspira, levante o braço direito e a perna esquerda o mais longe possível e, enquanto expira, leve-os para a posição inicial.

- Repetir com o lado oposto.

- Durante o exercício, os braços e as pernas devem permanecer no ar e não devem tocar no tapete durante o movimento descendente.

- Apenas os braços e as pernas devem mover-se.

<u>Repetições</u>: 10 vezes.

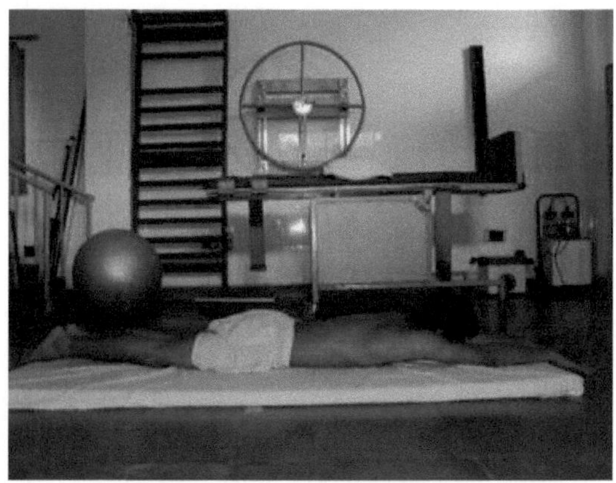

a)

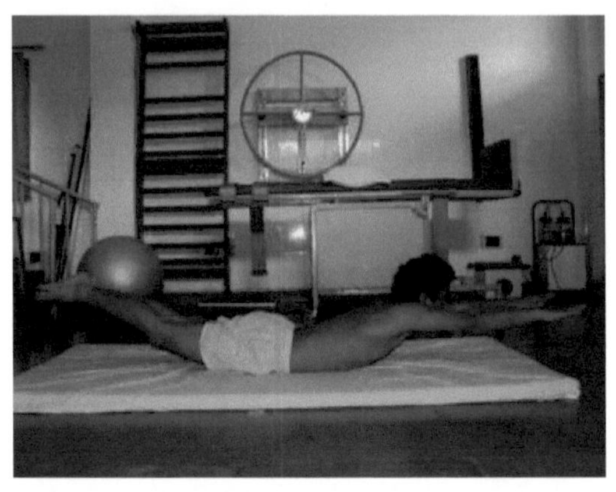

b)

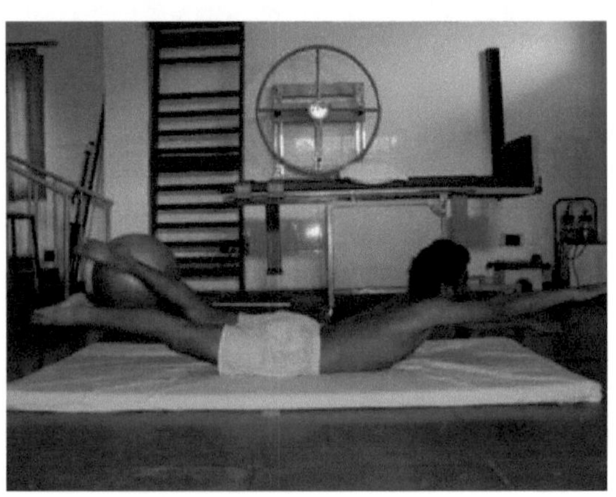

c)

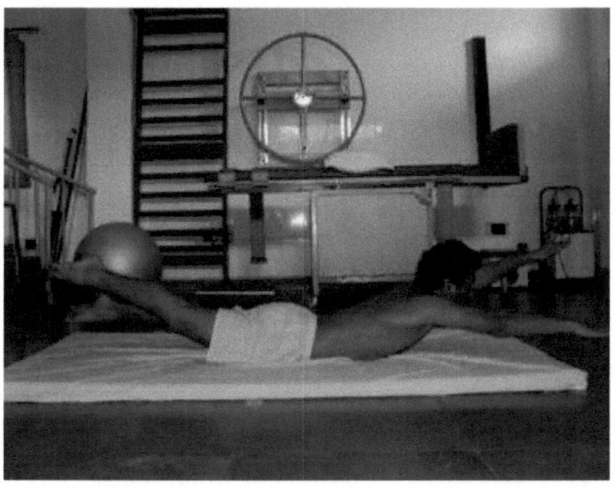

d)

Fig. 7.15(a, b, c & d): A natação

16) <u>O boomerang</u>:[21, 23]

<u>Objetivo</u>: obter o controlo e a mobilização da coluna vertebral, dos ombros e das ancas e alongar os isquiotibiais.

<u>Descrição do exercício</u>:

- Sentar-se direito no tapete, com o abdómen contraído.

- Coloque as palmas das mãos nas laterais das ancas, com as pernas à sua frente.

- Cruzar a perna esquerda sobre a perna direita, com os dedos dos pés apontados para baixo e para a frente.

- Expire lentamente enquanto rola para trás o mais possível, puxando as coxas para as costelas até os pés quase tocarem no chão.

- Inspire lentamente.

- Expire lentamente enquanto rola para a frente, trazendo a coluna de volta ao tapete, levantando o tronco ao mesmo tempo, levante as mãos do chão e leve-as para trás das costas.

- Continue a rolar para a frente e tente encostar a cabeça aos joelhos.

- Repetir com a perna direita cruzada sobre a esquerda. Todo o movimento se centra na força abdominal contraída e controlada, na precisão e na fluidez dos movimentos.

<u>Repetições</u>: 6 vezes com a perna direita sobre a esquerda e 6 vezes com a perna esquerda sobre a direita.

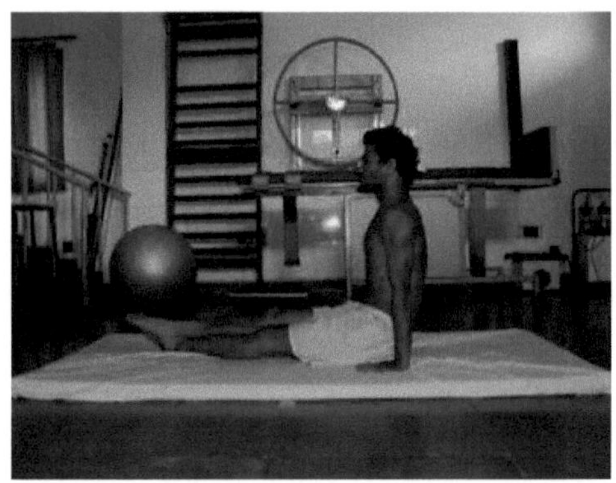

a)

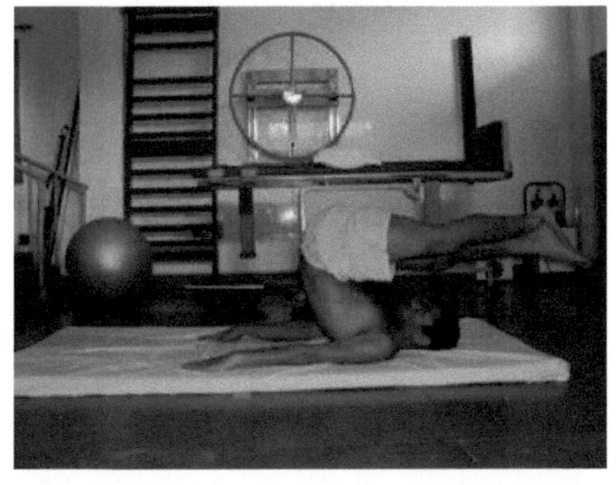

b)

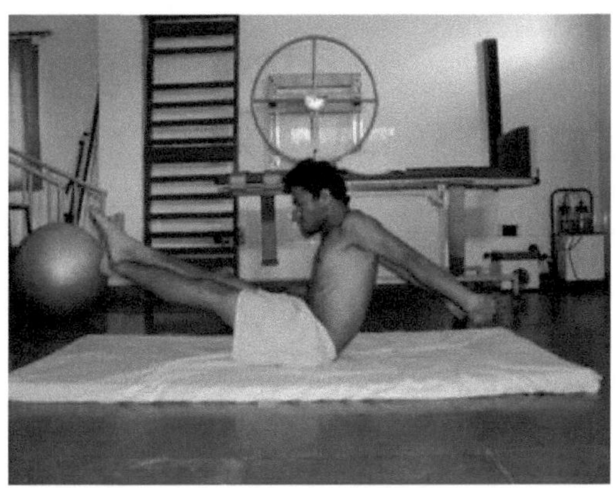

c)

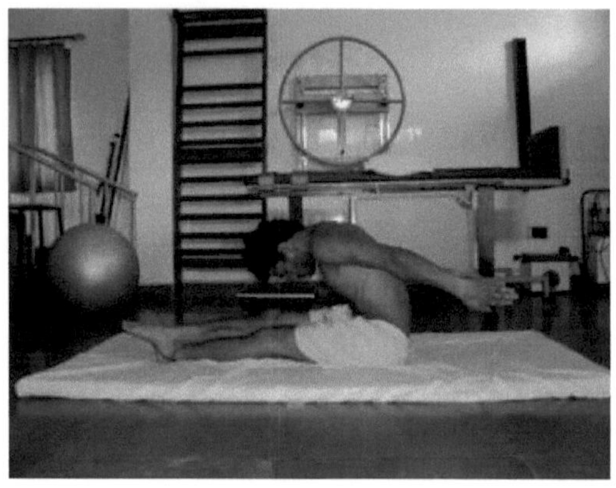

d)

Fig. 7.16(a, b, c & d): O Boomerang

17) <u>O selo</u>:[21, 23]

<u>Objetivo</u>: ganhar equilíbrio e controlo dos movimentos e alongar a coluna vertebral.

<u>Descrição do exercício</u>:

- Sentar-se direito no tapete com os joelhos dobrados e abertos, os cotovelos colocados na parte interna das coxas, os antebraços sob as panturrilhas e as mãos a segurar os tornozelos.

- Colocar as solas e os calcanhares juntos.

- Expire lentamente enquanto enrola a coluna vertebral, enrole até ficar em cima dos ombros, os pés não devem tocar no chão.

- Inspirar.

- Expire lentamente para rolar de volta à posição inicial.

- Bater as solas dos pés uma contra a outra, duas vezes.

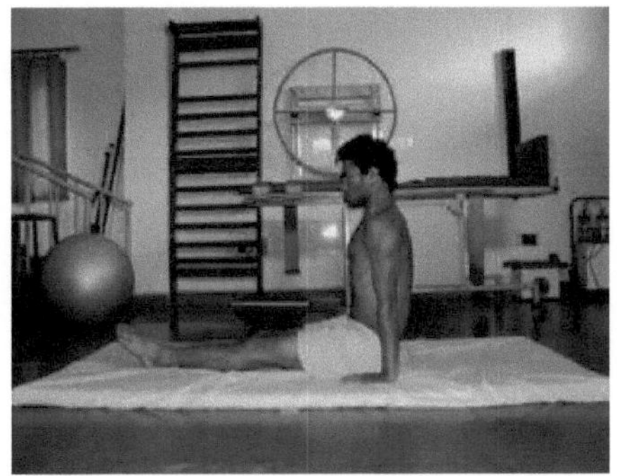

a)

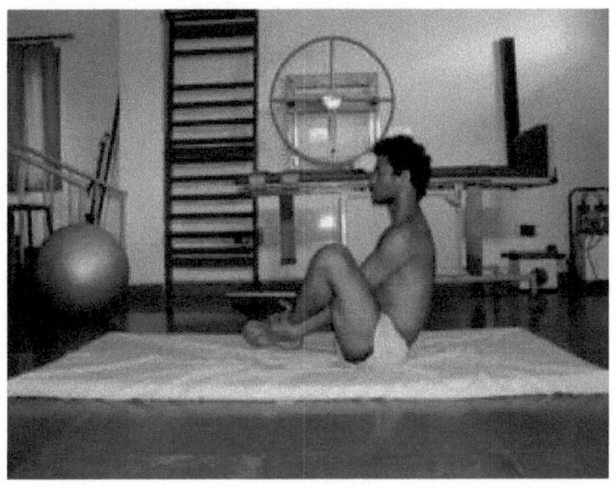

b)

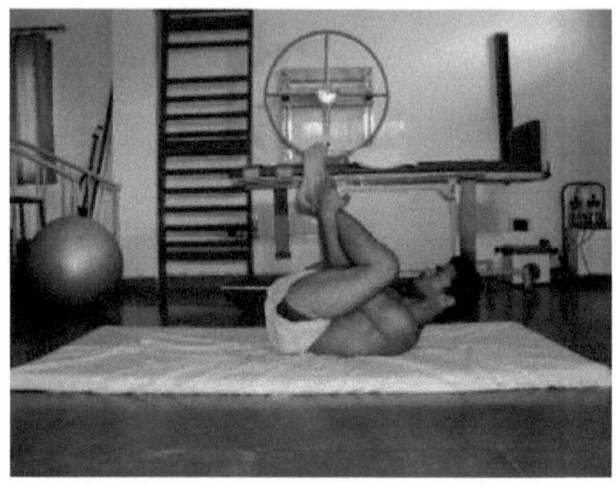

c)

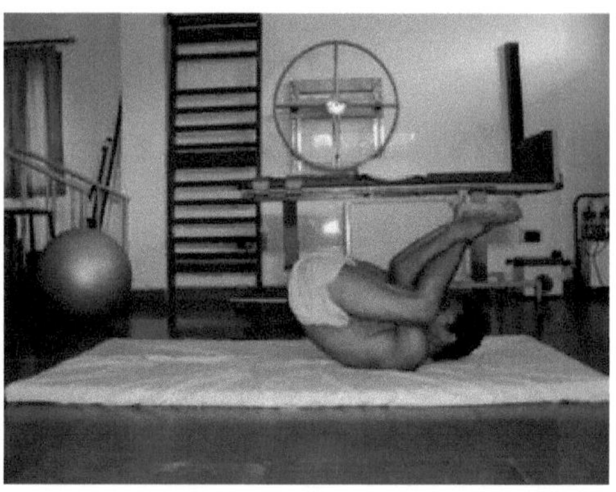

d)

Fig. 7.17(a, b, c & d): O selo

18) <u>O baloiço</u>:[21, 23]

<u>Objetivo</u>: controlar e alongar o abdómen e trabalhar e reforçar os músculos das costas.

<u>Descrição do exercício</u>:

- Deite-se de barriga para baixo no tapete, com as mãos nos lados.

88

- Puxe os calcanhares em direção às nádegas.

- Estenda a mão para trás e segure os tornozelos com as mãos.

- Expire lentamente enquanto rola para a frente sobre o peito, mantendo o queixo afastado do chão e levantando os calcanhares o mais alto possível.

- Inspire lentamente enquanto rola para trás, abrindo e levantando o peito do tapete.

- Continuar o movimento de balanço para a frente e para trás.

Repetições: 5 a 8 vezes.

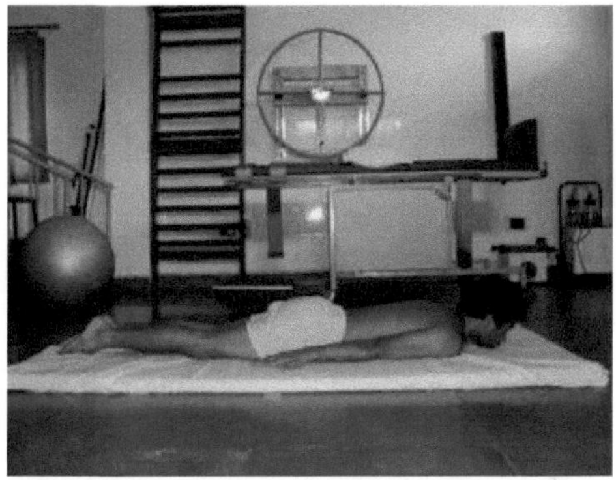

a)

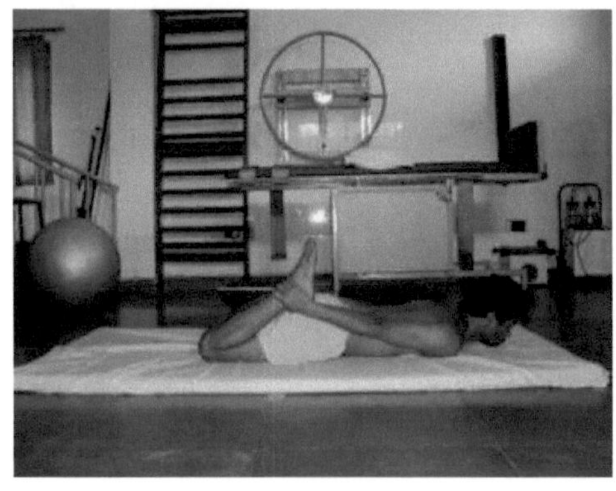

b)

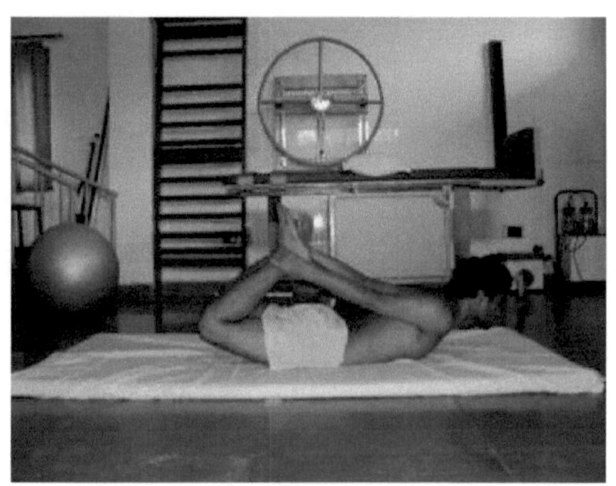

c)

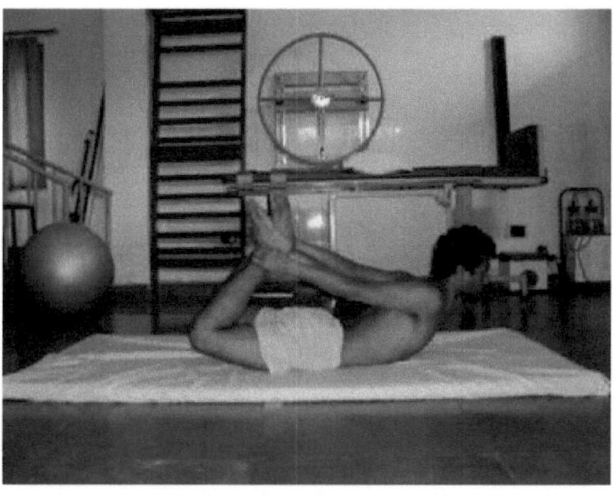

d)

Fig. 7.18(a, b, c & d): O baloiço

19) <u>O equilíbrio do controlo</u>:[21, 23]

<u>Objetivo</u>: ganhar controlo, equilíbrio, coordenação e força abdominal.

<u>Descrição do exercício</u>:

- Deite-se de costas, com as pernas juntas e direitas para a frente, os braços ao lado do corpo e as palmas das mãos para baixo.

- Inspire lentamente.

- Expirar lentamente enquanto se enrola até o corpo assentar nos ombros, braços e pescoço.

- Inspire lentamente para estender a perna esquerda para cima o mais alto possível, estender a coluna vertebral o mais vertical possível, enquanto faz isto a perna direita é segurada firmemente por ambas as mãos.

- Expirar lentamente, alternando o movimento com a perna direita.

<u>Repetições</u>: 6 vezes com cada perna.

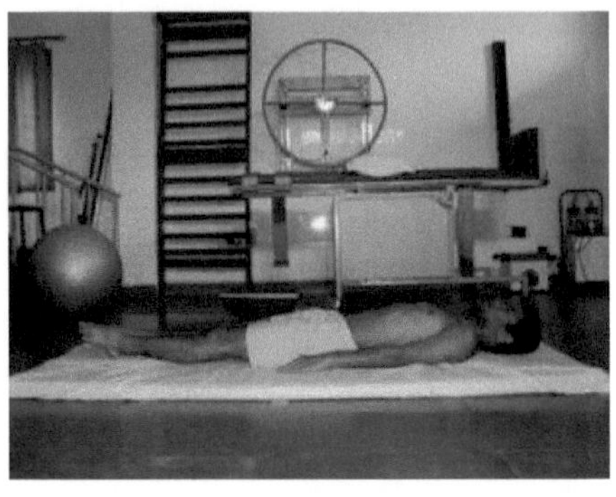

a)

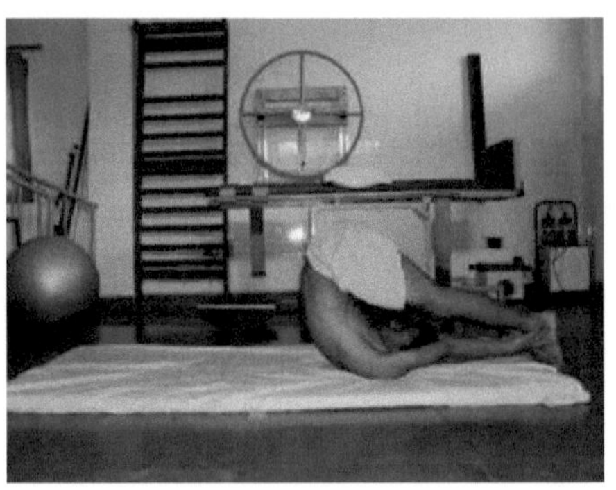

b)

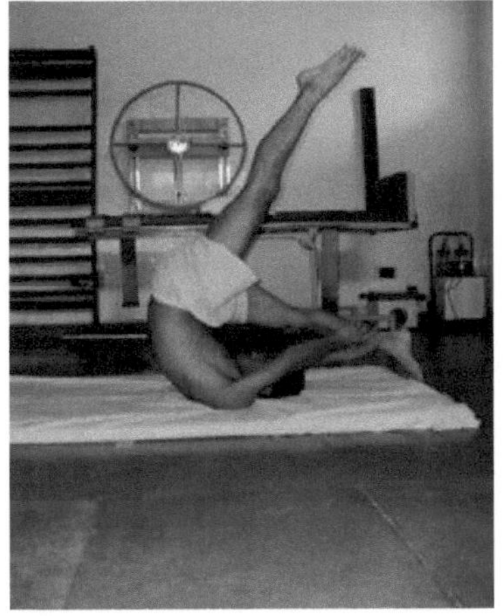

c)

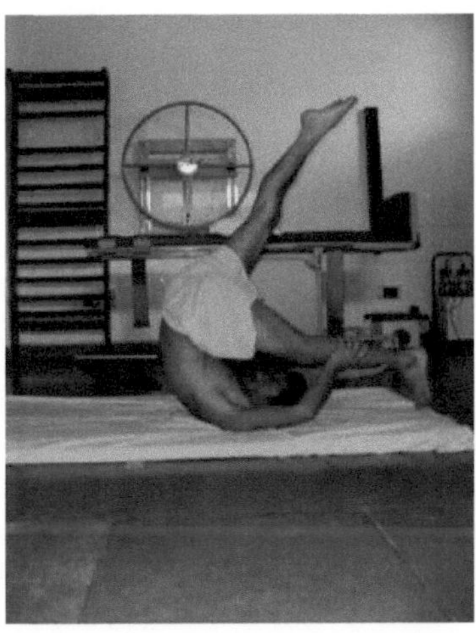

d)

Fig. 7.19(a, b, c & d): A balança de controlo

20) <u>A ponte de ombro</u>:[21, 23, 25]

<u>Objetivo</u>: Alongar e fortalecer a região lombar, apoiando os abdominais, alongando os flexores da anca e melhorando a flexibilidade da coluna vertebral.

<u>Descrição do exercício</u>:

- Deite-se de costas com os joelhos dobrados, as mãos de lado e as palmas para baixo.

- Descolar a coluna do chão, com o corpo apoiado nos braços, cotovelos, ombros, pescoço e cabeça, agarrar firmemente a cintura com as duas mãos.

- Inspire lentamente enquanto levanta a perna direita para a frente e para cima até à posição vertical com os dedos dos pés apontados.

- Expire lentamente enquanto regressa à posição inicial.

- Repetir o mesmo com a perna oposta.

<u>Repetições</u>: 5 vezes com cada perna.

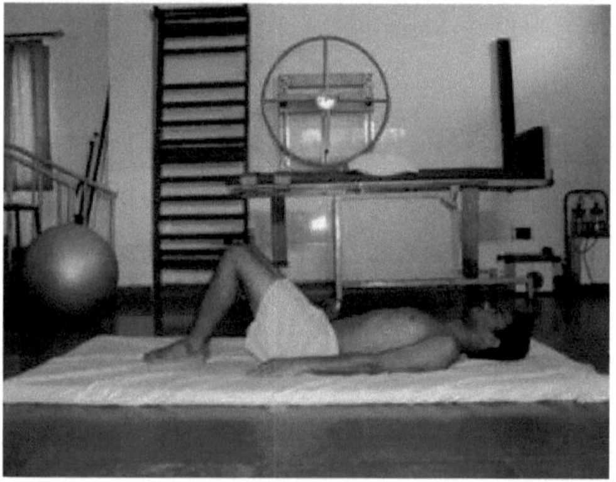

a)

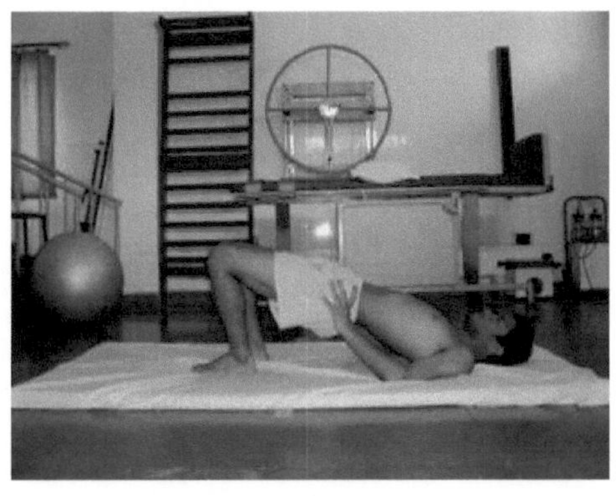

b)

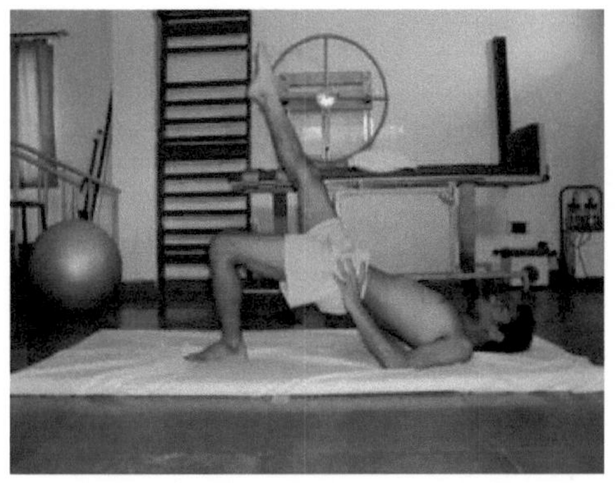

c)

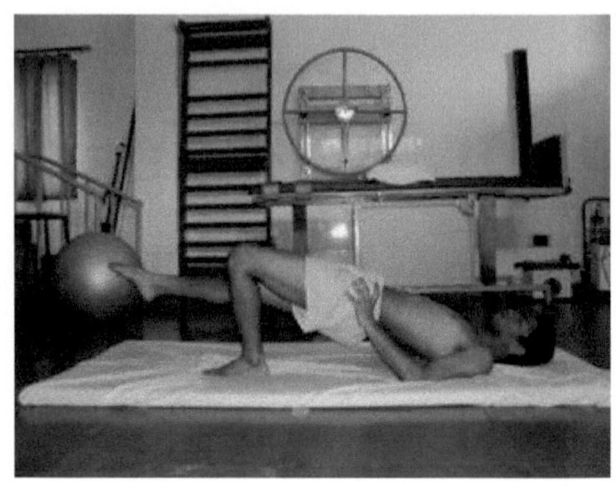

d)

Fig. 7.20(a, b, c & d): A ponte de ombros

CAPÍTULO 8

O APARELHO DE PILATES

Existem dois tipos de exercícios de Pilates: o trabalho em tapete e o trabalho com aparelhos.[11, 18, 35] A diferença entre o trabalho em tapete e o trabalho com aparelhos é que "o aparelho é um ótimo ponto de partida para os novos clientes, porque fornece assistência, tornando os movimentos mais fáceis para os principiantes. Também fornece feedback aos clientes para que possam melhorar o seu padrão de movimento de forma fácil e rápida.[37] Em comparação com a maioria dos ginásios de reabilitação ou estúdios, é possível fazer muito mais numa única peça de aparelho de Pilates do que em várias máquinas de exercício concebidas para fazer uma coisa.[38] Os aparelhos de Pilates oferecem mais flexibilidade do que os equipamentos tradicionais de ginásio.[39]

O trabalho com aparelhos evoluiu a partir do trabalho original de Pilates em tapete, que era difícil devido à relação da gravidade com o corpo. No aparelho, as molas e a gravidade são utilizadas para ajudar um indivíduo lesionado a conseguir completar os movimentos com sucesso, ajudando numa recuperação segura. Em última análise, alterando a tensão da mola ou aumentando o desafio da gravidade, um indivíduo pode progredir no sentido de alcançar um movimento funcional.[19]

Joseph Pilates concebeu aparelhos especializados para treinar uma variedade de padrões de movimento e posturas.[9] Experimentou a realização de exercícios com molas presas a camas de hospital[11, 18] Para que os doentes pudessem reforçar os seus músculos antes de se levantarem e andarem.[11] Colocou molas nos postes das camas, o que permitiu aos doentes exercitarem-se contra a resistência ou com assistência, conforme necessário.[18] Estas experiências resultaram na construção de instrumentos clássicos como o Universal Reformer e o Cadillac, etc.[11] Mais tarde, inventou muitas outras peças durante a sua vida, incluindo cadeiras que funcionam como máquinas de exercício, ou seja, cadeiras Wunda, camas em V, Barrel, corretor de coluna, etc.[18]

Os aparelhos mais utilizados nos exercícios de Pilates são:

1) Reformador Universal

2) Mesa de trapézio ou Cadillac

3) Cadeiras Wunda

4) Barril de escada

5) Bolas suíças

6) Bandas e tubagens

7) Círculos mágicos

8) Rolos de espuma, etc.

1) <u>Reformador Universal</u>:

O Reformer é o principal aparelho utilizado nos exercícios de Pilates. É basicamente um carro deslizante preso a carris dentro de uma estrutura retangular. O carro está ligado a molas, com cordas e roldanas presas à estrutura.[9, 37] É uma espécie de cama que permite a realização de exercícios em várias posições do corpo. A cama está equipada com quatro molas permutáveis, o que cria a possibilidade de efetuar aproximadamente 50 exercícios de resistência. No aparelho original de Pilates, a resistência de cada mola era de 25 libras. O Reformer é geralmente a primeira peça de aparelho para a qual os instrutores e entusiastas de Pilates gravitam em torno para um trabalho estelar de esculpir o corpo. Foi concebido para potenciar movimentos específicos de Pilates para melhorar a ligação global entre a mente e o corpo. Esta peça única de aparelho também ajuda a desenvolver a massa muscular magra em geral, sem aumentar o volume.[35]

Os exercícios são efectuados deitado em decúbito dorsal, em decúbito ventral, sentado ou ajoelhado no carrinho. O paciente empurra a barra dos pés ou puxa as correias, utilizando os braços, as pernas, os pulsos e os tornozelos.[37]

O seu objetivo é o reforço controlado do sistema muscular com um risco mínimo de trauma para o sistema músculo-esquelético.[11] A grande razão pela qual é tão bom para a terapia é o facto de poder ajudar e resistir a um movimento. Além disso, proporciona um trabalho eficaz e de baixo impacto que não afecta as articulações, pelo que é bom para populações como os idosos.[37]

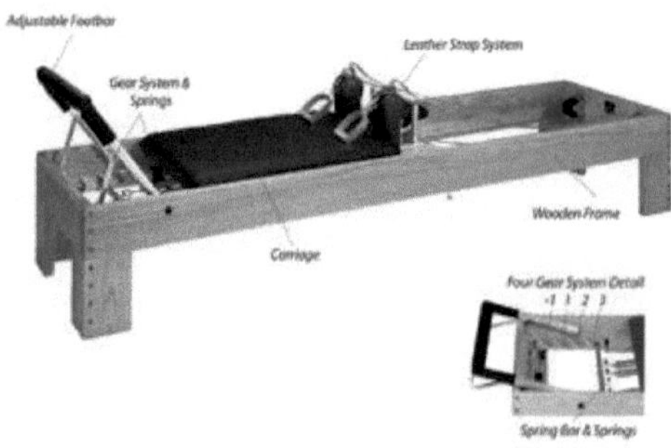

Fig. 8.1: O Reformador Universal

2) O Cadillac:

O Cadillac é um tampo de mesa horizontal rodeado por uma estrutura de quatro cartazes com uma variedade de barras, correias, molas e alavancas. É possível efetuar uma enorme variedade de exercícios no Cadillac, desde suaves abdominais assistidos por molas até acrobacias avançadas em que se fica pendurado nas barras superiores.[37] Trata-se de uma espécie de cama com apoios para os braços colocados sobre o tapete da cama, com molas adicionais para exercícios de resistência. A utilidade deste aparelho na reabilitação de doentes com incapacidade significativa resulta da possibilidade de efetuar exercícios sem necessidade de assumir uma posição de pé.[11] É ótimo para avaliações iniciais de doentes. É também um bom aparelho para ensinar os doentes a atingir uma coluna vertebral neutra. Tal como o Reformer, as molas proporcionam assistência e não afectam as articulações.[37]

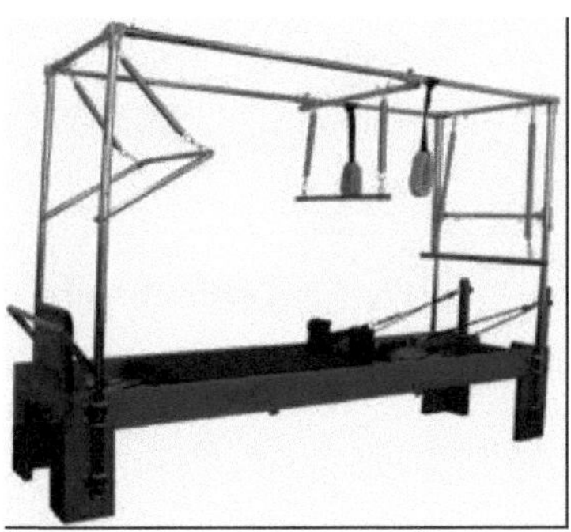

Fig. 8.2: O Cadillac

3) <u>Cadeiras Wunda</u>:

Estas cadeiras proporcionam um trabalho de força firme e desafiante num espaço reduzido. Assemelham-se a um banco com uma barra de pés simples ou dividida na parte inferior. Podem ser adicionadas pegas, costas de cadeira, discos rotativos e outros acessórios para aumentar a variedade.[37]

Joseph Pilates introduziu este aparelho no seu sistema de treino, tirando partido da sua experiência no treino de acrobatas de circo chineses. Permite a execução de movimentos isolados de pequena amplitude.[11] A cadeira de Pilates é especialmente útil para fortalecer as pernas e ajudar os clientes a subir escadas, a passar da posição sentada para a posição de pé e a melhorar o equilíbrio e a coordenação.[37]

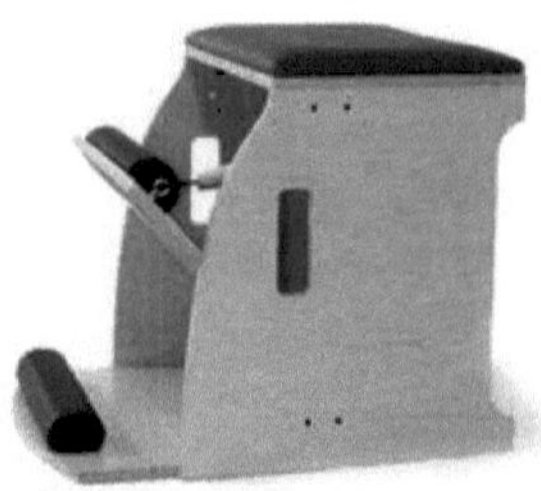

Fig. 8.3: Cadeira Wunda

4) <u>Barril de escada</u>:

Consiste em tapetes em forma de escada e uma superfície arredondada em forma de barril, na qual podem ser efectuados vários exercícios de alongamento, fortalecimento e flexibilidade. O barril está separado da escada por uma base deslizante que pode ser ajustada para acomodar diferentes tamanhos de tronco e comprimentos de pernas numa série de exercícios de Pilates. O barril da escada foi excecionalmente concebido para fortalecer a extensão das costas e melhorar a mecânica da coluna vertebral.[37]

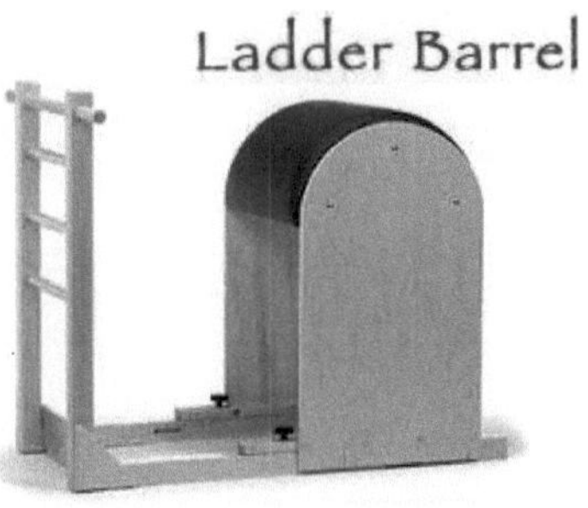

Fig. 8.4: Barril de escada

5) <u>Bolas suíças</u>:

A utilização deste equipamento para exercícios de Pilates aumenta as exigências do sistema sensório-motor, o que está de acordo com os princípios do método descrito, que visa melhorar a estabilidade do corpo e o equilíbrio neuro-muscular.[11] A forma redonda da bola proporciona uma superfície instável que obriga os utilizadores a reequilibrarem-se continuamente, quer estejam deitados ou sentados. Estes ajustes subtis de equilíbrio ajudam a isolar e a ativar os músculos mais profundos do núcleo.[37]

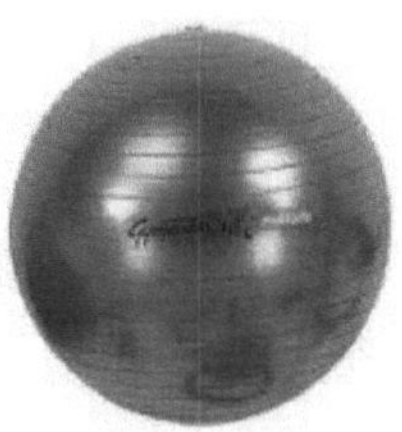

Fig. 8.5: Bolas suíças

6) <u>Bandas</u>:

Estes instrumentos podem substituir as molas dos aparelhos de Pilates originais ou ser utilizados de forma autónoma para exercícios de resistência. Estão disponíveis bandas e tubos de diferentes forças de resistência.[11] A sua resistência varia de ligeira a pesada, indicada pela sua cor. As bandas imitam as molas do Reformer.[37]

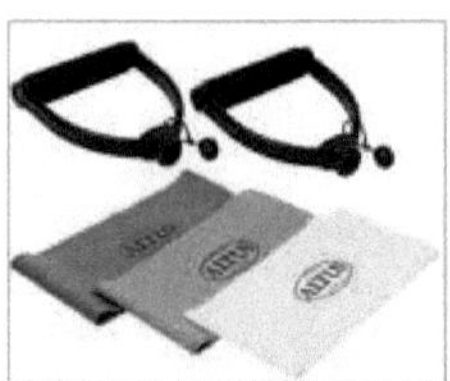

Fig. 8.6: Bandas

7) <u>Círculos mágicos</u>:

Estes anéis são feitos de aço de mola ou de plástico flexível com pegas com contornos. Estão disponíveis numa gama de tensões de resistência e diâmetros para satisfazer as necessidades de diferentes tamanhos e capacidades corporais. Para exercícios de abdução ou adução, os clientes podem apoiar as pernas nos braços para apertar ou puxar a circunferência.[37]

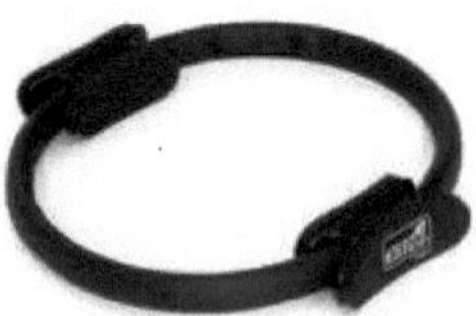

Fig. 8.7: Círculo mágico

8) <u>Rolos de espuma</u>:

Embora não tenham sido originalmente desenvolvidos por Joseph Pilates, estes postes de espuma foram adaptados pelos mundos do Pilates e da terapia para acrescentar desafios de estabilidade e propriocepção, bem como exercícios de libertação miofascial. Os rolos de espuma têm normalmente 3 pés de comprimento e 4-6" de diâmetro. São ideais para melhorar o equilíbrio, a coordenação e a propriocepção.[37]

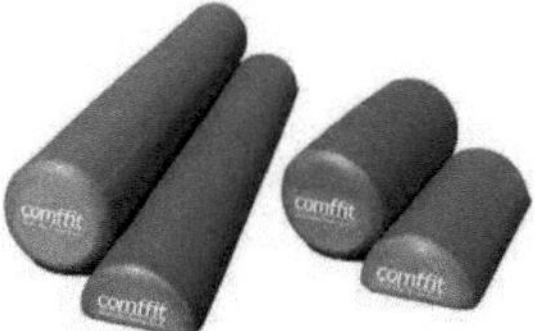

Fig. 8.8: Rolos de espuma

CAPÍTULO 9

PILATES NA REABILITAÇÃO

O Pilates é uma forma popular e em rápido crescimento de exercício mente-corpo em que o foco é o movimento controlado, a postura e a respiração.[3, 9] Pilates desenvolve a força do núcleo, integrando o tronco, a pélvis e a cintura escapular. Ao enfatizar a respiração adequada, o alinhamento correto da coluna vertebral e da pélvis e a concentração total em movimentos fluidos e suaves, os clientes tornam-se conscientes de como o seu corpo se sente, onde se encontra no espaço e como controlar o movimento.[38] Trata-se de uma série de exercícios de flexibilidade e resistência muscular de baixo impacto. Estes exercícios são de natureza tridimensional, incorporando contracções musculares concêntricas e excêntricas através dos planos sagital, frontal e transversal.[4] A ênfase é colocada na aprendizagem do monitor, em oposição à força motora.[36] Esta prática tem sido muito utilizada nos sectores da reabilitação e da fisioterapia. Muitos praticantes descobriram que os seus princípios de baixo impacto - estabilização do núcleo, respiração, desempenho muscular e controlo motor - são os mesmos conceitos que formam a base da maior parte da reabilitação e da terapia. O Pilates também pode ser usado como uma forma versátil de tratamento, porque os exercícios extensivos e o repertório de movimentos podem ser adaptados às necessidades de cada ponto.[40] As técnicas de Pilates têm como objetivo a melhoria da integração nervo-músculo, influenciando conscientemente o movimento e o reforço de todo o sistema muscular.[11] As exigências neuromusculares dos métodos tradicionais de Pilates podem ser bastante elevadas, pelo que é necessário modificar este método para o aplicar em intervenções fisioterapêuticas.[10]

Joseph Pilates criou estes exercícios como um sistema de reabilitação para os soldados feridos na Primeira Guerra Mundial.[37] Quando abriu um estúdio de Pilates, os bailarinos feridos foram os seus primeiros clientes, que puderam rapidamente recuperar a sua agilidade física graças aos exercícios de reabilitação efectuados através deste método. [11]

O Pilates pode ajudar a prevenir lesões, aumentar a eficiência e pô-lo "de volta ao jogo". O Pilates incorpora a força do núcleo, mas aborda inerentemente o controlo motor, a resistência e a flexibilidade. Enquanto muitos programas de fortalecimento do núcleo utilizam exercícios de alta carga e alta repetição com pouco feedback propriocetivo, o Pilates concentra-se em menos repetições de movimentos controlados com precisão.[35] Os princípios teóricos deste método apontam para a possibilidade da sua utilização em pacientes com vários tipos de disfunção orto-neurológica, tanto na prevenção (primária e secundária) como na terapia de grupo e individual.[11] A incorporação dos princípios de Pilates num programa de reabilitação pode facilitar uma abordagem completamente nova à forma como os exercícios são ensinados.[18] Os exercícios de Pilates têm sido utilizados como parte de programas de reabilitação para lesões ortopédicas (agudas e crónicas), clientes com deficiências neurológicas, movimento pós-parto, dor crónica, artrite, ciática, impacto no ombro, bursite da anca, lesões no tornozelo, esclerose múltipla, parkinsonismo, fibromialgia, escoliose, lesões por stress, distensões musculares e muito mais. As possibilidades de utilização do Pilates na reabilitação são infinitas.[18, 19, 36] Com o Pilates, o fisioterapeuta pode criar uma experiência de movimento positiva com um exercício que o paciente pode até considerar como estando para além das suas capacidades.[38]

Partes do método Pilates também têm sido aplicadas na medicina desportiva.[11] O Pilates pode ser um complemento muito eficaz para um programa de reabilitação de lesões, uma vez que proporciona aos atletas um exercício desafiante sem impacto ou carga excessiva de peso.[36] Os atletas que utilizaram Pilates na sua reabilitação relatam uma maior consciência corporal, menos lesões, melhor coordenação, maior flexibilidade e força e um rápido regresso ao seu desporto.[39]

Os elementos deste método podem ser utilizados na reabilitação de doentes com esclerose múltipla, Parkinsonismo ou em doentes pós-AVC.[11, 38] Estes doentes necessitam de muitas repetições e devem evitar a fadiga ou o sobreaquecimento. Como o Pilates permite um maior número de padrões de movimento sem tanto stress cardiovascular, os doentes podem realizar estes exercícios sem efeitos adversos.[38] Deve ser considerada a introdução destes exercícios em programas de reabilitação que visam a prevenção de quedas através da melhoria do equilíbrio e da marcha no grupo de idosos.[11] Os exercícios de Pilates têm sido recomendados para prevenir e reabilitar lesões por uso excessivo em bailarinas, bem como para tratar lesões na virilha, pé e tornozelo.[24]

O Pilates para reabilitação pode ser diferente do Pilates para exercícios. Quando o Pilates é feito para reabilitação, os exercícios são modificados.[38] Aparelhos como o Reformer e o Cadillac podem ser utilizados na reabilitação, porque estes equipamentos podem ajudar ou resistir ao movimento. As cadeiras de Pilates são óptimas para pacientes pós-reabilitação.[37]

A ABORDAGEM POLESTAR

A abordagem mais utilizada na reabilitação com Pilates é a abordagem polestar. A Polestar Education (Miami, FL) é uma empresa de formação em Pilates que se concentra na utilização da reabilitação baseada em Pilates em três fases, com base no trabalho de Portefield e DeRosa.[18] São três fases - movimento de assistência, estabilização dinâmica e reeducação funcional.[17, 18, 19]

Fase I: movimento de assistência:

A utilização de molas, toalhas e mãos para auxiliar o movimento permite que os clientes iniciem o movimento ou a estabilização dos músculos ou articulações afectados sem proteção muscular ou dor. O movimento de assistência pode permitir que os clientes comecem a reeducar os padrões motores correctos.[18] A Fase I pode ser dividida em três etapas. Estas três fases podem ocorrer em simultâneo.[18, 19, 39] Os objectivos são evitar mais irritação dos tecidos e diminuir a dor. O recrutamento ótimo dos estabilizadores do tronco minimiza a proteção indesejável de grupos musculares maiores e permite que o movimento desejado ocorra distal ou proximal à lesão.[39]

- Fase 1: dissociação: é o isolamento do movimento numa articulação desejada, proximal ou distal ao local da lesão.[18] Implica o isolamento do movimento na anca ou na cintura escapular, independentemente do movimento da pélvis ou da coluna vertebral. Este isolamento pode começar pela criação de um ambiente com uma grande base de apoio (ou seja, em supino).[19] A assistência, geralmente sob a forma de molas, pode ser fornecida para ajudar no movimento da articulação.[18] A dissociação combinada com a estabilização proporciona um ambiente favorável à proteção de novos traumatismos nas lesões da coluna vertebral. Os grandes músculos que são muitas vezes culpados de uma imobilização indesejada (ou seja, quadrado lombar, glúteo máximo, eretor espinal superficial) podem ser ensinados a alongar-se excentricamente, permitindo que a anca absorva e distribua eficazmente as forças de flexão potencialmente prejudiciais para a coluna vertebral.[19]

- Fase 2: estabilização: a fase I da reabilitação centra-se no recrutamento dos músculos estabilizadores da coluna vertebral (a casa de força). Estes músculos controlam o movimento indesejado da coluna vertebral.[18] Estes músculos incluem o músculo transverso do abdómen, os músculos oblíquos internos e externos e o músculo multífido. Estes estabilizadores são constituídos em grande parte por fibras de tipo I e pensa-se que se contraem a um nível submáximo, que é inferior a 30-40% da contração voluntária máxima.[19, 36] Esta contração submáxima ocorre em simultâneo com a dissociação das extremidades ou segmentos acima ou abaixo da lesão. À medida que a extremidade se dissocia do tronco e a pélvis permanece em posição neutra, os estabilizadores profundos trabalham eficazmente para manter o controlo.[19] A utilização dos estabilizadores profundos requer uma manobra de esvaziamento abdominal (do umbigo para a coluna) com a subsequente contração do transverso do abdómen. Acredita-se que a utilização dos princípios de dissociação e estabilização pode ajudar a treinar novamente o padrão de controlo motor.[18]

- Fase 3: Mobilização: é a capacidade de articular em todos os planos de movimento desejados e apropriados para a articulação ou complexo articular.[18] Ou é a restauração da mobilidade das articulações e músculos afectados.[19] O restabelecimento da mobilidade das articulações e dos músculos lesionados deve ser um dos principais objectivos da reabilitação.[18] O terapeuta pode contribuir para a patologia se a mobilização for demasiado agressiva ou pré-maturação. Por outro lado, uma lesão pode ficar ainda mais traumatizada se a mobilidade não for restaurada. É por isso que a utilização de assistência é tão crucial para restaurar corretamente o movimento desejado.[19] Os movimentos são progredidos de forma contínua, passando de movimentos passivos para movimentos de assistência, movimentos activos com a gravidade eliminada para movimentos activos contra a gravidade e, finalmente, para movimentos com resistência.[39]

<u>Fase II: estabilização dinâmica</u>:

Uma vez que o cliente tenha recuperado o movimento e a estabilidade com segurança durante a fase I, é apropriado desafiá-lo com um nível de dificuldade maior. A estabilização dinâmica também deve desafiar o controlo recentemente adquirido do tronco estático.[18] Esta fase é uma continuação da dissociação, estabilização e mobilização da fase I.[19] A estabilização dinâmica é alcançada à medida que a assistência diminui e o desafio aumenta, incorporando os efeitos da gravidade, da base de apoio e da resistência em vários planos de movimento.[39] Ao incorporar os princípios de respiração e movimento no início das actividades da fase I, a capacidade do doente para recrutar estabilizadores secundários (ou seja, eretor da espinha, oblíquos externos e internos, lattismus dorsi e musculatura profunda da pélvis) melhora. O reto abdominal deve ser treinado para movimentos mais balísticos porque é principalmente uma fibra do tipo II (contração rápida). Nesta fase, o foco continua a ser o controlo.[18] O treino propriocetivo e cinestésico é realizado através da estabilização dinâmica.[39]

<u>Fase III: reeducação funcional</u>:

O treino de especificidade, a reeducação funcional e o regresso do cliente ao seu estado funcional anterior à lesão é o objetivo final da maioria dos programas de reabilitação.[18, 19] A abordagem polestar divide esta fase em duas etapas: ambiente externo e ambiente familiar.[19]

- <u>ambiente estranho</u>: tem sido experimentado clinicamente que colocar um doente de novo num ambiente familiar demasiado cedo pode levar o doente a procurar o caminho de menor resistência, regressando aos velhos hábitos.[19] Treinar o indivíduo num ambiente estrangeiro tem muitas vantagens. Num ambiente estrangeiro, é possível realizar exercícios biomecanicamente correctos numa situação de gravidade reduzida.[18] Num ambiente estranho, o movimento pretendido pode ser reproduzido com menos desafios proprioceptivos e forças destrutivas, ao mesmo tempo que se fornecem as pistas verbais e tácteis necessárias, facilitando o processo de aprendizagem motora e permitindo ao doente executar o movimento corretamente.[19, 39]

- <u>ambiente familiar</u>: na última fase da reabilitação, os doentes são submetidos a exercícios que lhes permitem retomar a tarefa identificada como o seu objetivo funcional.[18] A tarefa de movimento aprendida no ambiente externo é transferida para um ambiente familiar com uma orientação normal para a gravidade.[18, 19] O doente é desafiado e encorajado a desenvolver uma resistência adequada e a eficiência do movimento num ambiente familiar. As pistas tácteis e verbais utilizadas no ambiente externo são repetidas para ajudar a associar cada movimento correto à tarefa desejada. O objetivo final é tornar-se autónomo no movimento.[19] O doente deve ser capaz de executar corretamente o objetivo final a nível consciente e subconsciente. Nesta altura, podem ser adicionados desafios proprioceptivos e resistência para desafiar ainda mais o movimento funcional readquirido.[18]

O Pilates é, simplesmente, uma forma mais gentil e suave de reabilitação, mas ainda assim incrivelmente eficaz, tanto física como emocionalmente.[38] Estão disponíveis repertórios específicos para os fanáticos do desporto que querem melhorar a força do núcleo e melhorar a sua condução no golfe, atletas de elite que querem prevenir ou tratar de lesões, clientes de reabilitação e pré-natais que querem melhorar a sua capacidade de fitness, novas mães que querem recuperar a sua forma pré-bebé e adultos maduros que simplesmente querem tornar mais fácil sair da cama. Todos os praticantes de exercício, desde crianças em idade escolar até adultos activos, podem colher os benefícios desta forma de exercício e, ao mesmo tempo, fazer um bom treino. [35]

CAPÍTULO 10

REVISÃO DA LITERATURA

1) **Schroeder JM et al[2] (2002)**, no seu estudo "Flexibility And Heart Rate Response To An Acute Pilates Reformer Session", verificaram que uma sessão aguda de Pilates Reformer para indivíduos principiantes parece influenciar positivamente as medidas de flexibilidade.

2) **Esco et al[6] (2004)** afirmaram que os exercícios comuns de Pilates parecem recrutar os músculos abdominais superficiais a um nível que é suficiente para o condicionamento, com base num estudo realizado sobre a EMG abdominal de exercícios seleccionados do tapete de Pilates.

3) **Mallery LH et al[8] (2003)**, no seu ensaio clínico "The Feasibility Of Performing Resistance Exercises With Acutely Ill Hospitalized Older Adults" (A viabilidade da realização de exercícios de resistência em idosos hospitalizados com doenças agudas), concluíram que, utilizando um regime de exercícios simples e normalizado, os idosos seleccionados, doentes e hospitalizados são capazes de realizar exercícios de resistência.

4) **Rvdeard R et al[10] (2006)**, no seu ensaio de controlo aleatório para investigar "The Efficiency Of A Therapeutic Exercise Approach In Population With Chronic Low Back Pain" (A Eficiência de uma Abordagem de Exercício Terapêutico na População com Dor Lombar Crónica), concluíram que uma abordagem de terapia de exercício baseada no método Pilates e dirigida à mecânica de controlo neuromuscular era eficaz no tratamento de um grupo de indivíduos com dor lombar não específica.

5) **Sekendiz B et al[12] (2007)**, no seu estudo "Effects Of Pilates Exercise On Trunk Strength, Endurance And Flexibility In Sedentary Adult Females" (Efeitos do exercício de Pilates na força, resistência e flexibilidade do tronco em mulheres adultas sedentárias), concluíram que os exercícios modernos de Pilates em

tapete têm um efeito positivo na força muscular abdominal e lombar, na resistência muscular abdominal e na flexibilidade posterior do tronco.

6) **Jago R. et al[15] (2006)**, no seu estudo "Effect Of 4 Week Pilates On The Body Composition Of Young Girls" (Efeito de 4 semanas de Pilates na composição corporal de raparigas jovens), verificaram que as raparigas gostavam de Pilates e que a participação durante 4 semanas reduziu os percentis do seu IMC.

7) **Altan L et al[16] (2009)** no seu estudo piloto "Effect Of Pilates Training On People With Fibromyalgia Syndrome" sugeriram o Pilates como um método eficaz e seguro para pessoas com síndrome de fibromialgia.

8) **Kaesler DS et al[17] (2007)** no seu estudo piloto "A Noval Balance Exercise Program For Postural Stability In Older Adults" (Um Programa de Exercícios de Equilíbrio Noval para a Estabilidade Postural em Adultos Idosos) concluíram que um programa de treino de equilíbrio de exercícios inspirados em Pilates, de curta duração, pode ser realizado com segurança em idosos com bom funcionamento e muitos conduzem a melhorias na estabilidade postural.

9) **Keays KS et al[24] (2008)** no seu estudo-piloto "Effects Of Pilates Exercises On Shoulder Range Of Motion, Pain, Mood And Upper Extremity Function In Women Living With Breast Cancer" (Efeitos dos exercícios de Pilates na amplitude de movimentos do ombro, dor, humor e função da extremidade superior em mulheres que vivem com cancro da mama) concluíram que os exercícios de Pilates podem ser uma opção de exercício eficaz e segura para as mulheres que estão a recuperar de tratamentos contra o cancro da mama.

10) **Rajpal N et al[31] (2008)** em "A Study On Efficacy Of Pilates And Mc Kenzie Exercises In Postural Low Back Pain- A Rehabilitative Protocol" (Um estudo sobre a eficácia dos exercícios de Pilates e Mc Kenzie na dor lombar postural

- um protocolo de reabilitação) encontraram uma melhoria significativa na força do núcleo e na EVA em ambos os grupos.

11) **Da Fonseca JL et al**[41] **(2009)** sugeriram no seu estudo "Laboratory Gait Analysis In Patients With Low Back Pain Before And After A Pilates Intervention" que os pacientes com lombalgia utilizam estratégias para atenuar a quantidade de força imposta ao seu corpo e que o método Pilates pode melhorar a descarga de peso na marcha e reduzir a dor em comparação com nenhuma intervenção.

12) **Kloubec et al**[42] **(2005)** no seu estudo "Pilates Exercises For Improvement Of Muscle Endurance, Flexibility, Balance And Posture" (Exercícios de Pilates para melhorar a resistência muscular, a flexibilidade, o equilíbrio e a postura) demonstraram que, em homens e mulheres de meia-idade, a exposição a exercícios de Pilates durante 12 semanas, em duas sessões de 60 minutos por semana, foi suficiente para estimular aumentos estatisticamente significativos na resistência abdominal, na flexibilidade dos isquiotibiais e na resistência muscular da parte superior do corpo.

13) **Herrington L et al**[43] **(2005)** no seu estudo sobre "The Influence Of Pilates Training On The Ability To Contract The Transverses Abdominal Muscle In Asymptomatic Individuals" (A influência do treino de Pilates na capacidade de contrair o músculo transverso do abdómen em indivíduos assintomáticos) indicou que os indivíduos treinados em Pilates conseguiam contrair o TrA e manter um melhor controlo da pélvis lombar do que aqueles que realizam exercícios regulares de enrolamento abdominal ou que não realizam exercícios para os músculos abdominais.

14) **Lynch JA et al[44] (2009)**, no seu estudo "Effect On Performance Of Learning Pilates Skill With Or Without Mirror", indicaram que a inclusão de espelhos num ambiente de aprendizagem, para fornecer feedback visual imediato durante a aprendizagem, não melhora necessariamente o desempenho subsequente de uma competência quando os espelhos não estão presentes.

15) **Caldwell K et al[45] (2009)**, no seu estudo intitulado "Effects Of Pilates And Taiji Quan Training On Self Efficacy, Sleep Quality, Mood And Physical Performance Of College Students" (Efeitos do treino de Pilates e Taiji Quan na auto-eficácia, qualidade do sono, humor e desempenho físico de estudantes universitários), concluíram que o Pilates e o Taiji Quan são modalidades de exercício eficazes para melhorar os parâmetros mentais em indivíduos com idade universitária.

16) **Otto R et al[46] (2004)**, num estudo intitulado "The Effect Of 12 Weeks Of Pilates Vs. Resistance Training On Trained Females" (O Efeito de 12 Semanas de Pilates Vs. Treino de Resistência em Mulheres Treinadas), verificou que as mulheres previamente condicionadas respondem de forma quase idêntica a um programa de intervenção supervisionado de 12 semanas de exercícios de Pilates Reformer ou de treino de resistência, o que resulta em alterações moderadas na flexibilidade, postura e função muscular.

17) **Johnson EG et al[47] (2007)** no seu estudo "Effects Of Pilates Based Exercises On Dynamic Balance In Healthy Adults" (Efeitos dos exercícios baseados em Pilates no equilíbrio dinâmico em adultos saudáveis) concluíram que o exercício baseado em Pilates melhorou o equilíbrio dinâmico medido pelo teste de alcance funcional em adultos saudáveis.

18) **Gladwell V et al[48] (2006)**, num estudo intitulado "Does A Program Of Pilates Improve Chronic Low Back Pain?" (Um programa de Pilates melhora a dor lombar crónica?), concluíram que o Pilates utilizado como um exercício específico de estabilidade do núcleo, incorporando tapetes funcionais, pode melhorar a dor lombar crónica numa população ativa, em comparação com nenhuma intervenção. Além disso, o Pilates pode melhorar a saúde geral, o nível de dor, o funcionamento desportivo, a flexibilidade e a propriocepção em indivíduos com dor lombar crónica.

REFERÊNCIAS

1) Pilates JH, Miller W. Return to life through Contrology (Regresso à vida através da Contrologia). Boston: Christopher publishing house. p. 1-11.

2) Schroeder JM, Crussemeyer JA, Newton SJ. Flexibilidade e resposta da frequência cardíaca a uma sessão aguda de Pilates Reformer. Med sci sports exerc 2002 May; 34(5).

3) Chevan J. Resenha de um livro: Pilates para costas frágeis. Phys Ther 2007 Nov; 87(11): 1562.

4) Kloubec J, Banks AL. Pilates e educação física: um ajuste natural, há muito utilizado por bailarinos, o Pilates pode dar um contributo valioso para o currículo da educação física. JOPERD 2004; 75.

5) Peter Brukner & Karim Khan. Clinical Sports Medicine. 2nd ed. The McGraw Hill Companies Inc.

6) Esco et al. Abdominal EMG of selected Pilates' mat exercises. Med sci sport exerc 2004 May; 36(5): S357.

7) Balogh A. Pilates e gravidez. RCM midwives 2005 May; 8(5): 220-2.

8) Mallery LH, Macdonald EA, Hubley-cozey CL, Earl ME, Rockwood K, Macknight C. The feasibility of performing resistance exercise with actually ill hospitalized older adults. BMC Geriatrics 2003 Oct; 3(3).

9) Sorosky S, Stalip S, Akuthota V. Yoga e Pilates na gestão da dor lombar. Curr rev musculoskelet med 2008 Mar; 1(1): 39.

10) Rvdeard R, Leger A, Smith D. Pilates based theraputic exercise: effect on subjects with nonspecific chronic low back pain and functional disability. JOSPT 2006 Jul; 36(7): 472-84.

11) Metel S, Milert A. O método de Joseph Pilates e as possibilidades da sua aplicação em fisioterapia. Medical rehab 2007; 11(2): 19-28.

12) Sekendiz B, Altun O, Korkusuz F, Akin S. Effects of Pilates exercise on trunk strength, endurance and flexibility in sedentary adult females. J bodyw mov ther 2007; 11: 318-26.

13) Smith LR. Revisão do livro: Pilates for rehab. Phys Ther 2006 Oct; 86(10): 1451.

14) Petrofsky JS, Morris A, Bonacci J, Hanson A, Jorritsma R, Hill J. Muscle use during exercise: a comparison of conventional weight equipment to Pilates with and without a resistive exercise device. The journal of applied science 2005; 5(1): 160-73.

15) Jago R, Jonker ML, Missaghian M, Baranowski T. Effect of 4 weeks of Pilates on the body composition of young girls. Prev med 2006 Mar; 42(3): 177-80.

16) Altan L, Korkmaz N, Bingol U, Gunay B. Effectsa of Pilates training on people with fibromyalgia syndrome. Archives of physical medicine and rehabilitation 2009 Dec; 90(12): 1983-88.

17) Kaesler DS, Mellifont RB, Kelly PS, Taaffe DR. Um novo programa de exercícios de equilíbrio para a estabilidade postural em adultos mais velhos. J bodyw mov ther 2007; 11: 37-43.

18) Owsley A. Uma introdução ao Pilates clínico. Athletic therapy today 2005 Jul: 19-24.

19) Anderson BD. Introdução à reabilitação baseada em Pilates. Clínicas de fisioterapia ortopédica da América do Norte, outono de 2005.

20) Selby A. Pilates e gravidez. Thorsons; 2002. p. 5-8, 40, 78-80, 113-4, 131-56.

21) Pilates JH, Miller WJ. Robbins J, Robbins LVH, editores. Uma cartilha de Pilates: a edição do milénio. Dinâmica de apresentação; 2010. p. 11, 25-93.

22) Muscolino JE, Cipriani S. Pilates e o "powerhose"-I. J bodyw mov ther 2004 Jan; 8(1): 15-24.

23) Menezes A. O guia completo das técnicas de condicionamento físico de Joseph H. Pilates. CA: hunter house publishers; 2000. p. 3, 17-37, 56-9, 62-74, 85-173.

24) Keays KS, Harris SR, Lucyshyn JM, Macintyre DL. Effects of Pilates exercises on shoulder range of motion, pain, mood, and upper-extremity function in women living with breast cancer. Phys ther 2008 Apr; 88(4): 494-510.

25) Balachander V. Vá ao cerne da questão. Hindustan Times 2010 Jan 09; Rush: 16.

26) Breibart J. Standing Pilates: fortaleça e tonifique o seu corpo onde quer que esteja. New Jersey: John Wiley and sons; 2005. p. 3-4, 29-42.

27) Gardiner MD. The principles of exercise therapy. 4th ed. Nova Deli: CBS; 2005. p. 245-9.

28) Levangie PK, Norkin CC. Joint structure and function: a comprehensive analysis. Nova Deli: Jaypee; 2006. p. 480-1.

29) Magee DJ. Orthopaedic physical assessment. 5th ed. Nova Deli: Elsevier; 2009. p. 972, 990.

30) O'sullivan BS, Schmitz TJ. Physical rehabilitation. 5th ed. Nova Deli: Jaypee; 2007. p. 249.

31) Rajpal N, Arora M, Chauhan V. Um estudo sobre a eficácia dos exercícios de Pilates e Mckenzie na dor lombar postural - Um protocolo de reabilitação. Revista de fisioterapia e terapia ocupacional 2008 Jul-Set; 1(1): 33-56.

32) Thow M. Exercise leadership in cardiac rehabilitation: an evidence based approach (Liderança do exercício na reabilitação cardíaca: uma abordagem baseada em provas). West Sussex: John Wiley and sons; 2006. p. 102-3, 117-8, 133-5.

33) Kisner C, Colby LA. Exercícios terapêuticos: fundamentos e técnicas. 5th ed. Nova Deli: Jaypee; 2007. p. 68, 89-90, 240-1, 674, 787.

34) Gormley J, Hussey J. Exercise therapy: prevention and treatment of disease. Oxford: Blackwell publishing; 2005. p. 110.

35) Brown KL. Melhore o seu treino diário com Pilates! Fitness Rx 2010 Feb.

36) Ganesan K. Pilates para o desempenho desportivo e a reabilitação. Physiotimes 2010 maio; 1(6): 48-50.

37) Wilson D. Pilates equipment primer: a comprehensive guide to must have Pilates products. Produtos de fisioterapia 2007 Out.

38) Wilson D. Pilates proporciona uma reabilitação eficaz tanto para o corpo como para a mente. Revista Advanced News 2005 Ago.

39) Wells AM. Adicionando ao arsenal de reabilitação do atleta. Rehab manag 2002 Feb.

40) Wilson D. An ideal fit: the low impact strengthening principles of Pilates make it a perfect exercise practice for most baby boomers. Rehab manag 2006 Jun.

41) Da Fonseca JL, Magini M, De Freitas TH. Análise laboratorial da marcha de pacientes com dor lombar antes e após uma intervenção de Pilates. J sport rehabil 2009 May; 18(2): 269-82.

42) Kloubec, June A. Exercícios de Pilates para melhorar a resistência muscular, a flexibilidade, o equilíbrio e a postura. DAI-B 2006 Jun.

43) Herrington L, Davies R. The influence of Pilates training on ability to contract the transversus abdominus muscle in asymptomatic individuals. J bodyw mov ther 2005 Jan; 9(1): 52-7.

44) Lynch JA, Chalmers GR, Knutzen KM, Martin LT. Effect on performance of learning a Pilates skill with or without a mirror (Efeito no desempenho da aprendizagem de uma técnica de Pilates com ou sem espelho). J bodyw mov ther 2009 Jul; 13(3): 283-90.

45) Caldwell K, Harrison M, Adams M, Triplett T. Effect of Pilates and Taiji Quan training on self efficacy, sleep quality, mood, and physical performance of college students. J bodyw mov ther 2009 Apr; 13(2): 155-63.

46) Otto R, Yoke M, Mclaughlin K, Morril J, Viola A, Lail A, et al. os efeitos de 12 semanas de Pilates vs treino de resistência em mulheres treinadas. Med sci sports exec 2004 May; 36(5): s356-57.

47) Johnson EG, Larson A, Ozawa H, Wilson CA, Kennedy KL. Os efeitos do exercício baseado em Pilates no equilíbrio dinâmico em adultos saudáveis. J bodyw mov ther 2007 Jul; 11(3): 238-42.

48) Gladwell V, Head S, Hagger M, Beneke R. Does a program of Pilates improve chronic low back pain? J sport rehabil 2006; 15: 338-50.

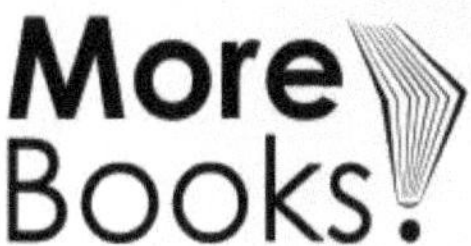

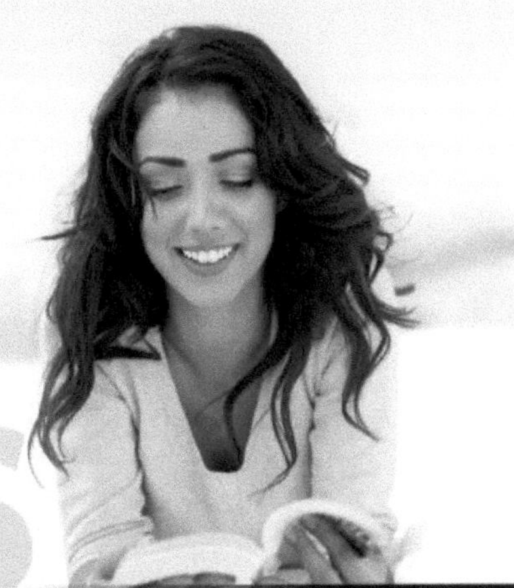

yes
I want morebooks!

Buy your books fast and straightforward online - at one of world's fastest growing online book stores! Environmentally sound due to Print-on-Demand technologies.

Buy your books online at
www.morebooks.shop

Compre os seus livros mais rápido e diretamente na internet, em uma das livrarias on-line com o maior crescimento no mundo! Produção que protege o meio ambiente através das tecnologias de impressão sob demanda.

Compre os seus livros on-line em
www.morebooks.shop

info@omniscriptum.com
www.omniscriptum.com

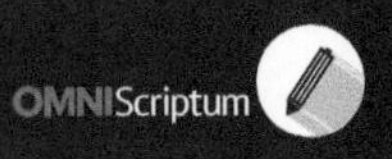

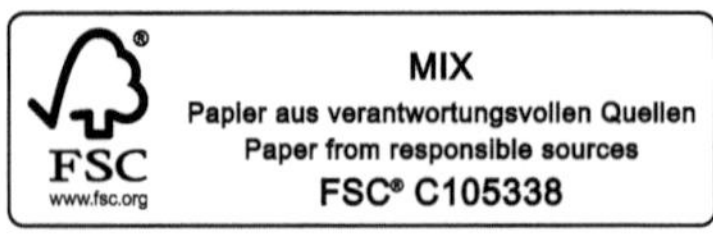

Printed by Books on Demand GmbH, Norderstedt / Germany